中医药临床循证丛书（第一辑）

成 人 哮 喘

主编

许银姬（广东省中医院）

薛长利（Charlie Changli Xue，澳大利亚皇家墨尔本理工大学）

副主编

吴蕾（广东省中医院）

Johannah Linda Shergis（澳大利亚皇家墨尔本理工大学）

编委

广东省中医院（按姓氏笔画为序）

刘少南　陈远彬　谈馨媛　郭新峰

澳大利亚皇家墨尔本理工大学

张　林（Anthony Lin Zhang）

临床专家指导小组

董竞成（复旦大学附属华山医院）

林　琳（广东省中医院）

Prof.Frank Thien（澳大利亚莫纳什大学）

Prof.Christopher Worsnop（澳大利亚奥斯汀健康中心）

U0235434

人民卫生出版社

图书在版编目（CIP）数据

成人哮喘/许银姬,薛长利主编.—北京:人民卫生出版社,
2018

（中医药临床循证丛书）

ISBN 978-7-117-27015-1

Ⅰ.①成… Ⅱ.①许… ②薛… Ⅲ.①哮喘-中医治疗法
Ⅳ.①R256.12

中国版本图书馆 CIP 数据核字(2018)第 149290 号

| 人卫智网 | www.ipmph.com | 医学教育、学术、考试、健康，
购书智慧智能综合服务平台 |
| 人卫官网 | www.pmph.com | 人卫官方资讯发布平台 |

中医药临床循证丛书——成人哮喘

主　　编:许银姬　薛长利
出版发行:人民卫生出版社(中继线 010-59780011)
地　　址:北京市朝阳区潘家园南里 19 号
邮　　编:100021
E - mail:pmph @ pmph.com
购书热线:010-59787592　010-59787584　010-65264830
印　　刷:北京画中画印刷有限公司
经　　销:新华书店
开　　本:710×1000　1/16　印张:10
字　　数:153 千字
版　　次:2018 年 9 月第 1 版　2018 年 9 月第 1 版第 1 次印刷
标准书号:ISBN 978-7-117-27015-1
定　　价:38.00 元

打击盗版举报电话:010-59787491　E-mail:WQ @ pmph.com
（凡属印装质量问题请与本社市场营销中心联系退换）

中医药临床循证丛书编委会

总策划

吕玉波(广东省中医院)

陈达灿(广东省中医院)

Peter J Coloe(澳大利亚皇家墨尔本理工大学)

总主编

卢传坚(广东省中医院)

薛长利(Charlie Changli Xue,澳大利亚皇家墨尔本理工大学)

副总主编

郭新峰(广东省中医院)

温泽淮(广东省中医院)

张　林(Anthony Lin Zhang,澳大利亚皇家墨尔本理工大学)

Brian H May(澳大利亚皇家墨尔本理工大学)

顾问委员会

陈可冀(中国中医科学院)

吕爱平(香港浸会大学)

Caroline Smith(澳大利亚西悉尼大学)

David F Story(澳大利亚皇家墨尔本理工大学)

方法学专家组

卞兆祥（香港浸会大学）

George Lewith（英国南安普顿大学）

刘建平（北京中医药大学）

Frank Thien（澳大利亚莫纳什大学）

王家良（四川大学）

免责声明

　　本专著致力于对古今最佳中医证据进行系统评价。我们将尽最大努力以确保本书数据的准确性和完整性。该书主要针对临床医生、研究人员和教育工作者。循证医学主要包括现有的最佳证据，医生的临床经验和判断以及病人的愿望这三方面。需要注意的是，本书提及的所有中医疗法并非被所有国家接受。同时，本书出现的一些中药可能因为其存在毒性，或是濒危野生动植物种国际贸易公约严禁捕猎和采摘的动植物，现已不再使用。临床医生、研究者和教育工作者应遵循相关规定。患者参考本专著可向已获得中医执业资格证书的医生寻求更专业的意见和建议。

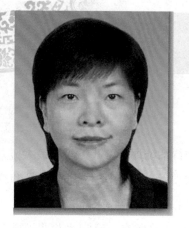

总主编简介
卢传坚教授,博士

卢传坚,女,广东省潮州市人,医学博士,广州中医药大学教授、博士生导师,澳大利亚墨尔本皇家理工大学荣誉教授和博士生导师。首批全国名老中医药专家学术经验继承人,广东省"千百十"工程国家级人才培养对象。现任广东省中医院、广东省中医药科学院、广州中医药大学第二临床医学院副院长。兼任中华中医药学会免疫学分会主任委员,世界中医药学会联合会免疫学分会副会长,中国生物技术学会生物样本库分会中医药学组组长,广东省中医标准化技术委员会、广东省中医药学会中医药标准化专业委员会、广东省中西医结合学会标准化专业委员会主任委员等职务。

主持并完成国家中医药行业重大专项、国家"十一五"科技支撑计划等国家和省部级课题近20项。目前主持国家"十二五"科技支撑计划、国家自然科学基金、广东省自然科学基金团队项目等项目;主编出版《常见皮肤病性病现代治疗学》《皮肤病治疗调养全书》《中西医结合老年皮肤病学》《The Clinical Practice of Chinese Medicine:Urticaria》《The Clinical Practice of Chinese Medicine:Eczema & Atopic》《The Clinical Practice of Chinese Medicine:Psoriasis & Cutaneous Pruritus》《Evidence-based Clinical Chinese Medicine:Psoriasis vulgaris》《当代名老中医养生宝鉴》《慢性病养生指导》《中医药标准化概论》等专著16部;以第一作者及通讯作者发表相关学术论文120余篇,其中SCI收录40多篇;获得国家发明专利授权和软件著作权共4项,获省部级教学、科研成果奖共11项;曾荣获"全国优秀科技工作者""全国首届杰出女中医师""第二届全国百名杰出青年中医""中国女医师协会五洲女子科技奖临床医学创新奖""南粤巾帼创新十杰""广东省'三八'红旗手标兵"等称号。

总主编简介
薛长利教授,博士

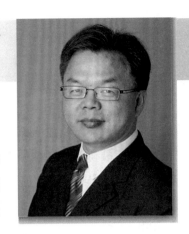

薛长利,澳大利亚籍华人,1987年毕业于广州中医药大学。2000年于澳大利亚皇家墨尔本理工大学(RMIT)获得博士学位。作为学者、研究员、政策管理者及职业中医师,薛教授有将近30年的工作经验。薛教授对中医药循证医学教育、中医药发展、临床研究、管理体系、政策制定及为社区提供高质量的临床服务,起到了十分重要的作用。薛教授是国际公认的中医药循证医学和中西医结合医学的专家。

2011年,薛教授被澳大利亚卫生部长委员会任命为澳大利亚中医管理局首任局长(2014年连任)。2007年,薛教授开始担任位于日内瓦的世界卫生组织总部传统医学顾问委员会委员。此外,2010年8月至今薛教授还被聘为广东省中医药科学院(广东省中医院)的名誉高级首席研究员。

薛教授现任澳大利亚皇家墨尔本理工大学教授,健康及生物医学院执行院长。他同时也是中澳国际中医药研究中心联合主任及世界卫生组织传统医学合作中心主任。1995年至2010年,薛长利担任皇家墨尔本理工大学中医系系主任,成立了5年制中医和健康科学双本科和3年制硕士学位课程。现在该中医系的中医教学及科研发展已经处于全球领先地位。

薛教授的科研经费已超过2300万澳大利亚元。这包括6项澳大利亚国家健康与医学研究委员会项目(NHMRC)和2项澳大利亚研究理事会项目(ARC)。薛教授发表高质量的科研文章200多篇并经常应邀到众多国内外会议做主题演讲。薛教授在辅助医学的教育、科研、管理和实践方面已接受超过300家媒体的采访。

致　谢

感谢协助古籍和现代文献数据库检索、筛选和数据录入的王胜楠、郑燕婵、戴海燕、蔡源媛、马松英、林穗琼、林育纯等同学,感谢为翻译工作做出贡献的王嘉玲、汤伟平、刘雯雯等同学及全体工作人员!

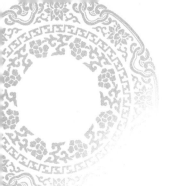

中医药临床循证丛书
总　序

　　中医药学是个伟大的宝库,也是打开中华文明宝库的钥匙。在现代医学日新月异发展的进程中,中医药学仍然充满活力,造福人类健康。根源于朴素唯物辩证论等中国古代哲学思想形成的中医药理论体系,本着"有诸内者,必形诸外"的原则,历经几千年诊疗实践的积累和总结,中医药学理论日臻完善,为中华民族几千年的繁衍生息做出了卓越贡献。在科学技术发展日新月异的当今,中医药国际化热潮方兴未艾,其疗效和价值正为世界越来越多的人所认识,中医药的国际化、现代化面临前所未有的机遇和挑战。

　　循证医学植根于现代临床流行病学,并借助近代信息科学的春风"一夜绿江南"。循证医学理念的提出已经在欧美等发达国家引起医学实践模式及观念的巨大变革:它使人们认识到,一些理论上应当有效,但实际上无效或弊大于利的治疗措施可能被长期、广泛地应用于临床,而一些似乎无效的治疗方法经大样本多中心随机对照试验(RCT)或 RCT 的系统评价后被证实为真正有效或利大于弊;这对医疗实践、卫生政策、健康普及宣教以及医学科研教育等方面产生了越来越大的影响。中医药理论体系的确立是立足于临床实践经验积累的基础上,中医药的临床与基础研究是基于临床疗效的基础上,这与当今循证医学理念有异曲同工之妙。循证医学强调基于最严谨的科学证据,将个人临床经验与客观研究结论相结合,指导医疗决策,开展临证实践,其理念的引入,是中医药学发展的新契机!我们相信,循证医学广泛应用于中医药临床实践与科学研究,会大力推动中医药走向世界。

　　循证医学核心的"三驾马车"还包括临床医生经验和技能,以及对患者价值观和意愿的尊重;同时其证据系统不仅重视双盲 RCT,还包括观察性研究以及专家经验等多种类型的证据。临床医生进行循证诊疗时需要根据其可获得的"当前、最佳"证据进行整体把握,这对中医药学开展的现代临床研究尤其显得珍贵。中医药界对中医是否需要、如何进行循证医学研究有过激烈的争论。我们以为:循证医学对中医药是"危"亦是"机",是中医药传承与发扬、现代化、国际化的必由之路;因为任何一门学科都需要与时俱进、不断扬弃才能自我更新、不断发展。古老的中医药学需要借助循证医学等现代研究方法学进行提高、助其去粗存精、去伪存真,我们也深信只有经过循证医学的洗礼,她才能获得凤凰涅槃式的重生与发展。

广东省中医院和澳大利亚皇家墨尔本理工大学合作,在中医药循证医学领域甘当排头兵,积极探索中医药整体证据的搜集、提炼、整理、评价方法,选择对人类健康影响重大且中医药治疗特色优势显著的 29 个疾病病种(首批),经过研究编撰形成中医药临床循证系列丛书,对于推动中医药循证进程将发挥重要作用。

本套丛书有三大特色,一是科学运用了整体证据的方法。中医药因为其自身的特色和发展阶段,现阶段高质量临床试验为数尚少,当前指导中医师实践的大多数信息是由古代名医专著、编撰教科书、撰写学术杂志报告的专家组意见,故此类证据的系统梳理与评价很关键,本书的"整体证据"包括了此类证据,及临床试验和实验研究的证据。这种"整体证据"的方法,综合各种类型和级别的证据,能够综合所有来源的可获得证据,权衡不同疗法的潜在风险与获益,以达到"最佳可获得的证据",并将其提供给临床医生和医学教学人员,指引他们的诊疗行为,使全球患者获益。

丛书的另一显著特色是系统检索了古籍文献某病种的治疗措施,即古代治疗经验,并与现代的病种概念相印证,评价内容包括其使用历史、普及性及当前临床实践的相关性。这将为主要治疗措施的使用提供全面的文献材料,用于评价某种干预措施可能的长期安全性、治疗获益,并可为临床及实验研究提供方向。

丛书的第三个显著特色是同时提供中英文两种版本,故能使全世界的患者、中医执业者、临床医生、研究者和教学人员获益。

虽然目前中医药高质量的临床研究证据尚为数不多,仅靠阅读、参考本套丛书仍然难以体现循证实践的全部内容,但我们坚信,将所有证据系统总结、严格评价、定时更新的方法是循证中医药学迈出的坚实步伐。本书的策划者、总主编独具慧眼,希冀能借助循证医学之东风,助推中医药学完成系统整理、分清泌浊、传承更新之壮举。余深以为然,故乐为之序。

中国科学院院士
中国老年学学会名誉会长 陈可冀
中国中西医结合学会名誉会长

2016 年 6 月

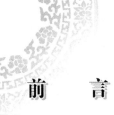

前　言

　　20 世纪后期,越来越多的国家开始接受和使用中医(包括针灸和中药)。同时,循证医学的发展和传播为中医的发展提供了机遇和挑战。

　　中医的发展机遇体现在循证医学的三个重要组成部分:现有的最佳证据,医生的临床经验和判断以及病人的愿望。以病人为本的思想反映了古今中医治病救人的本质。然而,中医的发展也存在不少挑战,尽管中医治病已有两千多年的悠久历史,但目前仍缺乏高质量的临床研究证据支持。

　　为了解决这一问题,我们需要从现有的临床证据中寻找高质量的临床证据,同时有效地利用这些证据评估中医治病的有效性和科学性,从而推动中医循证实践的发展。

　　随着中医循证实践的发展,我们需要一些专著,它们可以通过现有的最佳证据对中医治疗临床常见病进行系统和多维地评估从而指导临床实践和教学。现代中医立足于古籍和古代名医专著以及国医大师的临床经验,同时在临床和实验研究中不断摸索、开拓与创新,从而验证和完善祖国医学的精粹宝库。

　　中医治病强调"整体观",我们通过对这些"整体证据"中的各类型证据进行综合分析和评估,为医生的临床决策提供可靠依据。

　　本书的"整体证据"包括两个重要组成部分。第一部分是现代教科书和临床指南专家共识制定的疾病诊断、鉴别和治疗意见,从宏观的角度认识和了解该病的现状。第二部分是古代证据的检索、整理、评价和推荐。我们根据该疾病的相关中医病名或症状体征在逾千本中医古籍中进行了检索,检索结果提供了古代该疾病的病因、病机和治疗等信息,并揭示了古代和现代对疾病认识和医疗实践之间的连续性和不连续性,可为未来的研究提供方向和依据。

本书的核心内容是对现代中医临床研究证据质量的评估。我们使用 Cochrane 协作网制定的方法对现有的中医研究进行系统评价,例如对随机对照试验(RCT)的研究结果进行 meta 分析。同时,通过对研究中出现的中药、方剂和针灸穴位及疗法进行统计分析,我们发现了中医疗法与现代临床之间的联系,例如哪些疗法在治疗某类疾病时与单用西药比较疗效较好。除随机对照试验外,我们还对非随机对照试验和无对照研究进行了统计分析,这在一定程度上扩大了中医研究证据集。同时,我们对使用频次最高中药的临床前实验研究进行了文献整理,以探讨其在疾病治疗中的作用机制。

　　这种"整体证据"的研究方式将古籍、临床研究、实验研究和临床实践巧妙地联系在一起,为读者提供了中药、针灸、太极拳等中医疗法的疗效和安全性证据。

　　本系列专著计划中英双语发行,这将为全世界的临床医生、研究人员和教育工作者提供现有的最佳证据以指导他们的临床决策。希望专著的出版能为全世界中医循证实践的发展做出自己的贡献。

丛书总主编:卢传坚教授
中国,广东省中医院
薛长利(Charlie Changli Xue)教授
澳大利亚,皇家墨尔本理工大学
2017 年 11 月

如何使用本书

目的

该书主要针对临床医生、研究人员和教育工作者。本书通过系统和多维度的整理、评价现有中医治疗各类常见疾病的最佳证据，以指导高等医学教育和临床实践。

相关概念的"定义"

本书最后呈现的术语表归纳总结了本书中多次出现的术语和概念，如统计检验、方法学、评价工具和干预措施等。例如，中西医结合是指中医与西医联合治疗，而联合疗法是指两种或者两种以上的不同中医疗法（如中药、针灸或其他中医疗法）联合使用。

数据分析和结果的解释

我们使用了大量的统计分析方法合并现有的临床研究证据。在一般情况下，二分类数据的效应量以风险比（RR）和95％置信区间（CI）形式报告；连续型数据则以均数差（MD）和95％CI形式报告。＊表示有统计学意义。读者应该注意到统计学意义与临床意义不能对等。结果的解释应考虑到临床意义、研究质量（高风险、低风险或偏倚风险不明确）和研究的异质性。异质性检验的统计量 I^2 大于50％被认为各研究间存在较大异质性。

证据的使用

本书使用国际认可的证据质量评价与推荐体系 GRADE 来总结使用了合

理对照(安慰剂及指南认可治疗)以及关键和重要结局(根据 GRADE 标准,结局重要性评价在 4 分及以上)的临床研究证据的质量和推荐强度。由于中医临床实践的复杂性及各国家地区卫生法规、中医药接受程度的不同,本书仅给出了证据质量评价的汇总表,未包含推荐意见。请读者参照当地医疗环境合理解读和使用证据。

局限性

读者应该注意一些关于古代文献和临床证据的方法学局限性。

- 用于检索中华医典数据库的检索词可能尚不全面,这可能对结果有一定影响。
- 对古籍条文的理解可能不同。
- 古籍中的某些内容现代已不再使用。
- 古籍描述的一些症状可能在多种疾病中出现,虽然我们的临床专业人员对这些症状与研究疾病的相似性进行了分析,但可能存在主观判断偏差导致的偏倚。
- 绝大多数的中医药临床证据来自中国,其研究结果在其他国家和人群的适用性需要进一步评估。
- 多数研究纳入的受试者疾病严重程度、病程、疗程等疗效影响因素不同,我们尽可能地进行了亚组分析;当无法进行亚组分析时,读者应注意 meta 分析结果的适用性。
- 多数纳入研究均存在偏倚风险等方法学局限性,读者应对基于极低至中等质量证据 GRADE 评价得出的结论进行谨慎解释。
- 本书对九个中英文数据库和相关临床试验注册平台进行了全面检索,但仍然可能有少量文献未被检出,这可能对结果有一定影响。
- 方剂频次的分析仅基于方剂名,可能存在不同研究使用的方剂名称不同但其组成相同或相似。由于方剂的复杂性,方剂之间的相似性判断尚难以实现。因此第五章报道方剂使用频次可能被低估。
- 第五章对常用高频中药进行了描述,这为中药研究的进一步探索提供了线索。但该总结是基于发表文献所用方剂所含中药使用的频次,未考虑每个研究/方剂的疗效大小、实际临床使用频次和单味中药在方剂中发挥的作用。

目　录

第一章　哮喘的西医认识概述

导语:支气管哮喘(简称哮喘)是一种影响全球人类健康的慢性气道疾病。当哮喘控制不佳时,不仅影响患者的生存质量,甚至可能致命。本书是针对18岁以上的成年哮喘人群,评价中医药治疗的疗效。本章主要基于国际哮喘临床实践指南,介绍成人哮喘的定义、危险因素、发病机制、诊断和管理策略。

一、定义

支气管哮喘(简称哮喘)是由多种细胞和炎症介质参与的气道慢性炎症性疾病,气道对外界环境刺激呈高反应性。哮喘的病因尚未完全明确,现代研究表明其是遗传因素和环境因素共同作用的结果。常见的刺激因素有病毒、尘螨、花粉、灰尘、运动、动物毛屑和冷空气。临床特征是可逆的气流受限和气道高反应性,伴见阵发性的气急、喘息、胸闷和咳嗽,临床症状广泛多变。气流受限的主要机制是小支气管平滑肌收缩、小支气管黏膜水肿、黏膜下炎性细胞浸润、黏膜腺体分泌亢进,造成分泌物阻塞、黏膜结缔组织、腺体及上皮层的增生与肥厚(气道重建)等。哮喘的症状主要集中在夜间和清晨,每天的症状也有差异。

二、流行病学

哮喘是一个日益严重的健康和经济问题,已影响全球大约3亿人的健康,占全球疾病总负担近1%。自80年代开始,该病的患病率逐年上升,这与保健意识的提高、诊断策略的调整以及向西方化、城镇化生活方式的转变有关。各国哮喘患病率差异从 1%～18% 不等。西方国家如英国、澳大利亚和美国,患病率较高,而另一些国家如中国则发病率较低。成人哮喘的患病率要低于儿童。

三、危险因素

在遗传因素和环境因素等共同作用下,哮喘的患病风险会增高。最新研究表明,对哮喘的易感人群,从年幼开始增强机体免疫力很重要,能降低最终发展成为哮喘的风险。有哮喘家族史的人群,遗传因素会导致后代更易出现特应性体质和气道高反应性。这类人更容易发展成为哮喘,常由无害的刺激因素致敏,例如花粉、动物毛屑、尘螨、真菌等过敏原,而感染、吸烟、运动、天气变化、职业性变应原和大气污染是哮喘发作的主要诱因。儿童时期的哮喘,可能会在青少年时期自行缓解。一些成人哮喘患者,可能在后期才出现症状,部分患者是在工作中接触了职业性变应原诱发,还有一些患者发作的原因未明。

吸烟,包括被动吸烟,能使哮喘病情进展,导致症状加重,肺功能下降和影响药物疗效。如果怀孕时母亲吸烟,或新生儿暴露于吸烟环境下,其在儿童阶段有较高的几率出现咳嗽、喘息和气急。

其他与哮喘相关的危险因素还有肥胖和男性。儿童期男孩患哮喘的风险是女孩的 2 倍。在对成人的观察性研究中发现男女间罹患哮喘的比例接近,但在一些特定人群中女性的患病率略高。

四、发病机制

哮喘最重要的特征是气道炎症。炎症反应的过程比较复杂,需要多种细胞的参与,包括嗜酸性粒细胞、T 淋巴细胞、肥大细胞和巨噬细胞。暴露于过敏原或感染会诱发哮喘症状,以及气道形态的改变。非哮喘患者在环境因素刺激下并不会引起气道炎症反应,但哮喘患者在这种看似无害的环境下,会出现气道的高反应性。这种多方面和异常的级联放大变态反应对气道生理造成了影响,尤其是细支气管。反复暴露于致敏因素下,不断发生气道炎症和修复,会对气道产生永久的损伤。

哮喘急性发作时,可见气道平滑肌收缩,炎症细胞浸润和气管壁水肿增厚。当机体完成了致敏过程后,气道结构已有改变,再次接触过敏原时,其导致的气道炎症反应可能更为严重和剧烈。激发因素使炎症细胞和气道上皮细胞释放一系列的炎症介质(趋化因子和细胞因子),介导炎症反应的发生,吸引更多的炎症细胞参与。IL-1β、TNF-α等细胞因子调节炎症,Th2辅助细胞产生白介素(如IL-4,IL-5,IL-13)促进嗜酸性粒细胞分化和合成IgE。其他参与的炎症介质如肥大细胞分泌的组胺,可以导致支气管收缩和促进炎症的进展。

哮喘反复发作,致上皮下胶原蛋白沉积和纤维化,气道出现结构性改变,管腔逐渐变窄。气道平滑肌细胞肥大、增生,血管增生,导致气道壁水肿。同时黏膜下腺增大,大量杯状细胞化生,使黏液分泌增加。

五、诊断与评估

哮喘的诊断需结合以下两方面:一是有典型的症状,即反复发作的气急、咳嗽、喘息、胸闷,二是有广泛多变、完全/不完全可逆的气流受限的表现。哮喘是一种慢性疾病,一旦接触到刺激因素,如花粉、吸烟和感染等,可出现症状急剧加重。患者可能有哮喘或其他过敏性疾病的家族史。

哮喘患者肺部查体可无异常体征,有时可闻及哮鸣音,但非哮喘特有的体征。典型哮喘的症状包括气急、喘息,但临床还存在无以上症状的不典型哮喘,可结合肺功能检查证实的气道阻塞以明确诊断。肺功能检查的指标有第1秒用力呼气容积(FEV$_1$)、用力肺活量(FVC)和呼气峰流速(PEF)。当FEV$_1$/FVC低于预计值时,可判定存在气流受限。同时需要吸入支气管舒张剂,对比吸入前后肺功能的变化。如果吸入支气管舒张剂后,FEV$_1$对比吸入前上升大于12%,且绝对值增加大于200ml,即为支气管舒张试验阳性。该上升幅度越大,哮喘诊断的可靠性越大。如果吸入支气管舒张剂前气道存在阻塞,吸入后阻塞消失,同时合并有哮喘的症状和体征,则哮喘的诊断明确。约有一半慢性阻塞性肺疾病(COPD)患者在吸入支气管舒张剂后,气道痉挛很快缓解,同时也有部分哮喘患者在吸入支气管舒张剂后,气管舒张并不明显。因此,单凭 FEV_1 升高大于 12%,尚不能诊断哮喘。哮喘的诊断是建立在有临床症状,以及存在可逆性气流受限的表现上的。部分哮喘患者肺功能测试结果正常,这些患者若未经治疗,可行支气管激发试验辅助诊断。一次呼气峰流速(PEF)的结果由于缺乏敏感性和特异性,对诊断的意义不大,但持续监测PEF 不仅可以帮助诊断,还可监测治疗效果。其他方法如通过检测痰液中的嗜酸性粒细胞和中性粒细胞比例以反映气道炎症状态,可指导治疗,但对诊断哮喘的意义不大。检测呼出气一氧化氮水平,亦可以指导治疗,但对诊断哮喘缺乏敏感性,一般不适用。用已知的过敏原做支气管激发试验,可用以明确哮喘发作的诱因。

对哮喘患者进行持续的评估很重要,哮喘管理的目标是达到症状的良好控制。哮喘的控制水平分为良好控制、部分控制和未控制。良好控制的定义为:1)无日间症状;2)日间活动包括运动不受限;3)无夜间症状或憋醒;4)无需使用缓解药;5)肺功能正常或接近正常。部分控制是指:日间症状大于2 次/周,日间活动受限,有夜间症状或憋醒,使用缓解药次数大于 2 次/周,或肺功能检查提示 PEF 或 FEV_1 小于 80% 预计值。未控制是指出现至少以上 3项部分控制的表现。

还需注意的是,高达30%的变应性鼻炎患者合并有哮喘。鼻窦炎患者通常与哮喘患者有相同的危险因素,故容易导致哮喘急性发作和症状加重。胃食管反流性疾病在哮喘患者中也较常见,同时胃食管反流病可导致咳嗽,常与哮喘混淆,需注意鉴别是否存在胃食管反流病引起哮喘症状加重。此外,高达28%的成人哮喘患者,服用阿司匹林或其他非甾体类抗炎药可能使哮喘症状加重,这些患者在哮喘症状发作前有相关用药史。

哮喘急性发作的特点是喘息、咳嗽、气急、胸闷的急性加重以及肺功能下降(包括 FEV_1 和 PEF)。急性发作时,患者存在呼吸窘迫、低氧血症和气流受限的风险,同时哮喘急性发作也是哮喘管理和疗效评估的指标。一线治疗方案包括短效支气管舒张剂,其次是全身性糖皮质激素和氧疗。病情严重的患者需要住院治疗。急性加重的诱因可能是呼吸系统感染、过敏原(动物毛屑、花粉和霉菌）、吸烟、运动、天气变化、职业刺激物，或空气污染，但也有些患者找不到诱因。

临床还存在无喘息症状、也无哮鸣音的不典型哮喘，患者仅表现为反复咳嗽、胸闷或其他呼吸道症状，如咳嗽变异性哮喘、胸闷变异性哮喘等，但本书主要针对典型哮喘进行中医临床证据的总结和评价。

六、鉴别诊断

1. 慢性阻塞性肺疾病（COPD）　成人哮喘较难与 COPD 鉴别，有时两种疾病可能同时存在。经规范治疗，哮喘患者通常对治疗的反应较好，而 COPD 患者即使予以最优的治疗方案，气流受限也不完全可逆。

2. 弥漫性实质性肺疾病　弥漫性实质性肺疾病多表现为胸闷、气短或喘息，但一般发作性特点不突出。有特殊的影像学改变，应进行胸部高分辨率计算机断层扫描（HRCT）检查，同时肺功能提示限制性通气功能障碍，可与哮喘鉴别。

3. 心源性哮喘　多见于老年人，特别是原有高血压病、冠心病者。急性左心功能不全可出现喘息症状（医学上称为心源性哮喘），特别为夜间阵发性呼吸困难，不能平卧，咳嗽频剧，且有较多血性泡沫痰。通过病史、胸片、心电图可与哮喘鉴别。

4. 声带功能障碍（vocal cord dysfunction，VCD）　有时会与哮喘混淆，或当其与哮喘并存时，会被误以为哮喘控制不佳。VCD 发作时声带反常性内收导致声门狭窄，表现为胸闷、咳嗽、喘息、呼吸困难，与哮喘相似，但肺功能表现为吸气流速容量环变扁平，可予鉴别。

七、哮喘的管理

哮喘管理的主要目标是控制症状，维持肺功能和日常的活动能力，预防急性发作甚至死亡。在疾病早期，采用最优的治疗方案能改善患者预后。治疗方案应能使症状长时间保持稳定，并预防再次发作。哮喘控制测试（ACT）问卷、哮喘治疗评估问卷(ATAQ)和哮喘生存质量问卷(AQLQ)通常被应用于临床和科研上,用以评估哮喘控制情况。此外,常通过规律监测 PEF 和肺功能进行哮喘控制情况的评估。

1. 药物治疗

治疗哮喘的药物分为缓解药物和控制药物(表 1-1)。缓解药物按需使用,发作时使用缓解药物可得以快速缓解,包括短效 β_2 受体激动药、抗胆碱药等支气管舒张剂。控制药物则需要每天使用,并长时间维持哮喘症状稳定。这类药物包括糖皮质激素、长效 β_2 受体激动剂、白三烯调节剂、茶碱类、抗 IgE 抗体,能够减轻气道炎症反应。

表 1-1　哮喘的推荐治疗方案

治疗方案	1 级缓解药物	2 级缓解药物加 1 种控制药物	3 级缓解药物加 1 或 2 种控制药物	4 级缓解药物加至少 2 种控制药物	5 级缓解药物加其他治疗
推荐	按需使用短效 β_2 受体激动剂	低剂量 ICS	低剂量 ICS 加 LABA	中等剂量或高剂量 ICS 加 LABA	口服糖皮质激素
可选		白三烯调节剂	中等剂量 LABA 或低剂量 ICS 加白三烯调节剂 或低剂量 ICS 加茶碱	白三烯调节剂或茶碱	抗 IgE 治疗

GINA 2015[1]

ICS:吸入性糖皮质激素;LABA:长效 β_2 受体激动剂

当哮喘症状未控制时,控制药物方案应升级。当症状得到完全控制,可逐渐降阶梯治疗。大多数治疗哮喘的药物是通过吸入给药,可使药物直接到达气道,发挥局部抗炎效果,减少药物副反应。

(1)缓解药物

支气管舒张剂中的吸入型短效 β_2 受体激动剂(short-acting inhaled beta2-agonists,SABA),如沙丁胺醇和特布他林,能迅速缓解支气管痉挛。当日常用量和增加用量仍可控制症状时,可按需使用 SABA。副作用有震颤和心动过速。抗胆碱能药如吸入异丙托溴铵、噻托溴铵和氧托溴铵均可用于缓解哮喘症状,但其舒张支气管的效果比 β₂ 受体激动剂弱。不能使用 β₂ 受体激动剂的患者,可使用抗胆碱药。重度或危重哮喘患者可静脉使用激素,虽不能立即缓解症状,但连续使用 5~10 天后可以减轻哮喘的严重程度。茶碱类药物对于缓解哮喘急性发作时的症状疗效明确,但通常不作为一线用药。

（2）控制药物

国际指南推荐吸入性糖皮质激素(inhaled corticosteroids,ICS)作为控制哮喘的主要药物。ICS 包括布地奈德、丙酸氟替卡松、糠酸莫米松、环索奈德和倍氯米松等。研究表明这些药物不仅可改善症状,提高生存质量,改善肺功能,同时还能减少急性发作次数,以及抑制气道炎症反应。然而,大剂量的 ICS 也可出现全身副反应,对某些患者弊大于利。长时间吸入激素可能出现口咽部念珠菌感染和骨质疏松等,使骨折风险增加。此外,长时间使用激素后,若突然停药可导致复发,且气道炎症反应增强。如果 ICS 不能控制症状,在严密监控下,可全身使用激素,但可能导致骨质疏松、糖尿病、高血压、白内障和皮肤菲薄等,不推荐长期使用。

长效 β₂ 受体激动剂(long-acting inhaled beta2-agonists,LABA)与 ICS 联用是目前常用的哮喘控制药物。ICS 与 LABA 联用能更好更快地控制哮喘症状,同时减少激素用量。药物组合的剂量是固定的,临床上常用的复合制剂包括丙酸氟替卡松/沙美特罗、布地奈德/福莫特罗、莫米松/福莫特罗、氟替卡松/福莫特罗、氟替卡松/维兰特罗。布地奈德/福莫特罗同时具备缓解药物和控制药物的作用,而 LABA 的副反应较少。

其他哮喘控制药物包括白三烯调节剂,如孟鲁司特钠、扎鲁司特钠和普鲁斯特钠。白三烯调节剂能减少咳嗽,减轻气道炎症,提高肺功能,但作用比 ICS 弱。但它能帮助减少激素的用量,促进哮喘症状得到控制。茶碱是一种有抗炎作用的支气管舒张剂。它通常不作为一线的控制性药物,但联合 ICS 使用能帮助某些患者控制症状。茶碱的副作用常见,包括心律失常、抽搐、头痛、失眠、恶心和肠胃不适。抗 IgE 抗体(单克隆抗体,奥马珠单抗)可用于血清 IgE 水平高的患者,能减少哮喘急性发作次数和住院次数。但临床用得很少,主要用于严重的哮喘,以及在使用吸入型糖皮质激素和甲泼尼龙后,症状仍未控制的患者。但有病例报道称原先用吸入型糖皮质激素的患者,停药后使用抗 IgE 治疗出现了变应性肉芽肿性血管炎。

（3）变应原特异性免疫疗法

对明确变应原的患者可采用免疫疗法。治疗目标是提高机体对变应原的耐受度,治疗成功的患者可减轻症状、减少药物的使用。但是与哮喘控制药物如 ICS 的疗效相比,免疫疗法的作用较弱,并且有报道使用后出现过敏反应和哮喘急性发作。

2. 非药物治疗

有报道称哮喘患者会采用一些非药物疗法如饮食疗法、呼吸操,但这些疗法的有效性有待证实。由于哮喘患者变异性大,其他可用的非药物疗法有限,如加强锻炼和接种疫苗被推荐用于 COPD 患者,但并不特别推荐用于哮喘患者。教育患者学会自我管理,加强疾病宣教,教会患者急性发作时紧急处理的方法,已被证实能降低哮喘患者死亡率。健康教育能帮助患者学会监测和管理哮喘,知道如何根据症状控制情况预先调整药物。

八、预后

尽管哮喘尚不能根治,但规范的管理能很好地控制症状,防止肺功能下降。患者应尽可能避免接触变应原、室内外污染等诱发因素,远离职业暴露。对于吸烟的哮喘患者,症状较难控制。因此,哮喘患者首先应注意戒烟。鼓励哮喘患者与医务人员共同制定防治计划,包括疾病的宣教和用药常识,以指导患者控制病情。定期监测医患共同制定的哮喘行动计划,有助于患者识别风险和预防急性发作。如果患者的自我管理计划能很好地制定与实施,哮喘的发病率也会大大降低。

哮喘西医认识概要

定义	● 遗传倾向和环境因素的共同作用
	● 气道炎症导致气道高反应性
	● 可逆性的气流受限,发作时可见气急、喘息、胸闷和咳嗽
诊断	● 反复发作的气急、喘息、胸闷和咳嗽症状
	● 可逆性的气流受限
	● 诱因包括病毒、尘螨、花粉、灰尘、运动和动物毛屑

续表

| 疾病管理 | ● 远离诱发因素
● 制定哮喘防治计划
● 戒烟 |
| 药物治疗 | ● 吸入性支气管舒张剂(长效、短效)
● 吸入性糖皮质激素
● 吸入性支气管舒张剂联合糖皮质激素 |

参 考 文 献

1. Global Strategy for Asthma Management and Prevention.Global Initiative for Asthma (GINA).
   Updated 2015.Available from:http://www.ginasthma.org/.

2. Masoli M,Fabian D,Holt S,et al.The global burden of asthma:executive summary of the
   GINA Dissemination Committee report.Allergy,2004,59(5):469-478.

3. Akinbami L,Moorman J,Liu X.Asthma Prevalence,Health Care Use,and Mortality:United
   States,2005-2009.Number 32.U.S.Department of health and human services.Centers for Dis-
   ease Control and Prevention.National Center for Health Statistics,2011.

4. Asher MI,Montefort S,Bjorksten B,et al.Worldwide time trends in the prevalence of symptoms
   of asthma,allergic rhinoconjunctivitis,and eczema in childhood:ISAAC Phases One and Three
   repeat multicountry cross-sectional surveys.Lancet,2006,368(9537):733-743.

5. Thomson NC,Chaudhuri R,Livingston E. Asthma and cigarette smoking.Eur Respir J,2004,
   24(5):822-833.

6. Ferrante G,Antona R,Malizia V,et al.Smoke exposure as a risk factor for asthma in child-
   hood:A review of current evidence.Allergy Asthma Proc,2014,35(6):482-488.

7. Rasmussen F,Hancox RJ.Mechanisms of obesity in asthma.Curr Opin Allergy Clin Immunol,
   2014,14(1):35-43.

8. Busse WW,Lemanske Jr RF.Asthma.NEJM,2001,344(5):350-362.

9. Bergeron C,Boulet LP.Structural changes in airway diseases:Characteristics,mechanisms,
   consequences,and pharmacologic modulation.Chest,2006,129(4):1068-1087.

10. Smith AD,Cowan JO,Brassett KP,et al.Use of exhaled nitric oxide measurements to guide
    treatment in chronic asthma.NEJM,2005,352(21):2163-2173,2258.

11. Kiljander TO,Harding SM,Field SK,et al.Effects of esomeprazole 40 mg twice daily on asth-

ma:a randomized placebo-controlled trial. Am J Respir Crit Care Med, 2006, 173 (10) :
1091-1097.

12. Szczeklik A, Stevenson DD. Aspirin-induced asthma: advances in pathogenesis, diagnosis, and
management. J Allergy Clin Immunol, 2003, 111 (5) :913-921.

13. Reddel HK, Taylor DR, Bateman ED, et al. An official American Thoracic Society/European
Respiratory Society statement: asthma control and exacerbations: standardizing endpoints for
clinical asthma trials and clinical practice. Am J Respir Crit Care Med, 2009, 180(1) :59-99.

14. Juniper EF, Kline PA, Vanzieleghem MA, et al. Effect of long-term treatment with an inhaled
corticosteroid (budesonide) on airway hyperresponsiveness and clinical asthma in
nonsteroid-dependent asthmatics. Am J Respir Crit Care Med, 1990, 142(4) :832-836.

15. Jeffery PK, Godfrey RW, Adelroth E, et al. Effects of treatment on airway inflammation and
thickening of basement membrane reticular collagen in asthma. A quantitative light and elec-
tron microscopic study. Am J Respir Crit Care Med, 1992, 145(4 Pt 1) :890-899.

16. Passalacqua G, Albano M, Canonica GW, et al. Inhaled and nasal corticosteroids: Safety as-
pects. Allergy: Eur J Allergy Clin Immunol, 2000, 55(1) :16-33.

17. Rabe KF, Pizzichini E, Stallberg B, et al. Budesonide/formoterol in a single inhaler for main-
tenance and relief in mild-to-moderate asthma: a randomized, double-blind trial. Chest, 2006,
129(2) :246-256.

18. Jaeschke R, O' Byrne PM, Mejza F, et al. The safety of long-acting beta-agonists among
patients with asthma using inhaled corticosteroids: systematic review and Meta analysis. Am J
Respir Crit Care Med, 2008, 178(10) :1009-1016.

19. Normansell R, Walker S, Milan SJ, et al. Omalizumab for asthma in adults and children.
Cochrane Database Syst Rev, 2014, 1: Cd003559.

20. Wechsler ME, Wong DA, Miller MK, et al. Churg-strauss syndrome in patients treated with
omalizumab. Chest, 2009, 136(2) :507-518.

21. Abramson MJ, Puy RM, Weiner JM. Allergen immunotherapy for asthma. Cochrane Database
Syst Rev, 2003 (4) :Cd001186.

第二章 哮喘的中医认识概述

导语:哮喘属于中医学"哮病"或"哮证"范畴,病机特点为本虚标实。多为宿痰内伏于肺,每因外邪侵袭、饮食不当、情志刺激、体虚劳损等诱因触发,以致痰壅气道,肺失宣降,而致喘息哮鸣发作。本章概述了中医指南、教材中有关哮喘急性发作期、缓解期的证候,以及中药、针灸和中医其他疗法如太极和气功等干预措施如何用于治疗哮喘。

一、病名源流

哮喘属于中医学"哮病(证)"范畴,属于一种发作性的痰鸣气喘疾患,发时喉中哮鸣有声,呼吸气促困难,甚则喘息不能平卧。中医学有关哮喘的病名和内涵,在不同年代有着不同的认识和描述,随时间而逐渐演变和深化。

宋之前的古代医书中无哮喘之名记载,但有一些类似症状的描述。如《内经》的"喘鸣""喘呼""喘喝",鸣、呼、喝均指喉间有声,可认为是哮病最早的描述。汉代《金匮要略》:"咳而上气,喉中水鸡声,射干麻黄汤主之。"描述了哮病发作时的典型症状,并提出治疗方药。东晋《肘后备急方》称之为"上气鸣息""呷呀息气"。隋代《诸病源候论》将本病称之为"呷嗽"。唐代《备急千金要方》《千金翼方》用"水鸡声"和"吹管声"来描述哮病发作时的喉中痰鸣。唐代《外台秘要》提到了"喉里呀声"。

南宋《针灸资生经》首先提到哮喘:"因与人治哮喘,只缪肺俞,不缪他穴。"宋代《医说》还将本病称为"齁喘"。元代《丹溪心法》中将哮喘作为专篇论述,并认识到这是一种与喘病不同而又有联系的疾病,在《丹溪治法心要》中将喘与哮分别论述于两个篇章之中,从内容和形式上加以区分。明代《医学正传》中对哮和喘病名提出明确的区分。这一时期,还出现了哮病的新异名——"齁齝"和"齁齁",分别见于明代《证治准绳》和《普济方》中。清代《类证治裁》中还可见"冷哮""热哮""盐哮""酒哮""糖哮"等与哮喘诱因有关的病名。

二、病因病机

哮病多有先天禀赋异常,其发生为宿痰内伏于肺,每因外邪侵袭、饮食不当、情志刺激、体虚劳损等诱因触发,以致痰壅气道,肺失宣降,而致喘息哮鸣突然发作。这些诱因常错杂相关,其中气候变化尤为重要。明代《景岳全书·喘促》:"喘有夙根,遇寒即发,或遇劳即发者,亦名哮喘。"

病位主要在肺,关系到脾肾。肺主气,主宣发肃降,若外邪侵袭或它脏病气上犯,皆可使肺失宣肃,气机上逆,发为哮鸣气喘。如因饮食不当,脾失健运,不能化水谷为精微,上输养肺,反而积湿生痰,上贮于肺,则影响肺气的升降。肺为气之主,肾为气之根,哮病日久,肺虚及肾,摄纳失常,常使病情发作加重。

病理因素以痰为主,朱丹溪:"哮喘专主于痰"。产生痰的原因很多,由于痰为津液不从正化而成,而脾主饮食水谷的精华与水湿的运化,即"脾为生痰之源",此外,其他脏腑功能失调,以及外界致病因素对人体的影响也与痰的生成有关。若病因于寒,素体阳虚,痰从寒化,则发为冷哮;病因于热,素体阳盛,痰从热化,则发为热哮;痰浊伏肺,肺气壅实,风邪触发者,则发为风哮;肺脾两虚,痰浊壅肺,肺气郁闭,宣肃失职,则发为痰哮;反复发作,正气耗伤或素体肺肾不足者,可表现为虚哮。

三、辨证论治

本病的治疗以"发时治标,平时治本"为基本原则。发作时攻邪,治标时需分寒热,寒痰宜温化宣肺,热痰当清化肃肺,表证明显者兼以解表,风痰为患者又当祛风涤痰。反复发作,正虚邪实者,当兼顾补虚泻实。发生喘脱危候,当急予扶正救脱。平时治本当分阴阳,阳气虚者予温补,阴虚者予滋阴,分别采用补肺、健脾、益肾等法,以冀减轻、减少或控制其发作。然发作时,虽以邪实为主,亦有正虚;缓解期常以正虚为主,但其痰饮留伏的病理因素仍然存在,故对哮证的治疗,又当标本兼顾。

中医治疗包括中草药辨证论治和单方、针灸、其他疗法,以及中西医结合疗法。由于病情复杂,治疗应按不同的临床表现和不同阶段进行。缓解期使用中药预防外感、补虚固本、宣利肺窍,结合天灸疗法,以改善患者体质,调节全身免疫功能,预防哮喘发作,提高生存质量,是中医药治疗哮喘的优势所在。

本章的方药来源于以下指南、专家共识、教材或专著:《中医内科常见病诊疗指南——中医疾病部分》《中医特色与优势指南》《支气管哮喘中医诊疗专家共识》《中医内科学》《实用中医内科学》。以下列出的方药参考《中医方剂大辞典》。

（一）口服中药

1. 发作期

①冷哮证

症状:呼吸急促,喘憋,喉中哮鸣如水鸡声,胸膈满闷如塞,咳不甚,痰少,咯吐不爽,色白而多泡沫,口不渴或渴喜热饮,形寒怕冷,受寒易发,面色青晦,舌苔白滑,脉弦紧或浮紧。

治则:宣肺散寒,化痰平喘。

组方:射干麻黄汤(《金匮要略》)加减

组成:射干,炙麻黄,生姜,细辛,紫菀,款冬花,紫苏子

方解:射干、炙麻黄宣肺平喘,化痰利咽;生姜、细辛温肺化饮;紫菀、款冬花化痰止咳;紫苏子降气平喘。

②热哮证

症状:喘而气粗息涌,喉中痰鸣如吼,胸高胁胀,咳呛阵作,咯痰色黄或白,痰黏稠,咯吐不利,口渴喜饮,口苦,汗出,面赤,或有身热,甚有好发于夏季者,舌质红,苔黄腻,脉滑数或弦滑。

治则:清热宣肺,化痰定喘

组方:麻杏石甘汤(《伤寒论》)加减

组成:炙麻黄,杏仁,石膏,甘草,桑白皮,款冬花,法半夏,白果,黄芩

方解:炙麻黄宣肺平喘;石膏、桑白皮、黄芩清泄肺热;杏仁、半夏、款冬花化痰降逆;白果敛肺定喘;甘草调和诸药。

③风哮证

症状:喘憋气急,喉中鸣声如吹哨笛,咳嗽,痰黏难出,无明显寒热倾向,起病多急,常来去倏忽,发前自觉鼻、咽、眼、耳发痒,喷嚏,鼻塞,流涕,舌苔薄白,脉弦。

治则:疏风宣肺,解痉止哮

组方:黄龙舒喘汤(验方)

组成:炙麻黄,地龙,蝉蜕,紫苏子,石菖蒲,白芍,白果,甘草,防风。

方解:炙麻黄宣肺平喘,地龙息风解痉,紫苏子降气平喘;蝉蜕、防风祛风止痉,白芍缓急解痉;石菖蒲豁痰;白果敛肺定喘;甘草调和诸药。

④痰哮证

症状:喘急胸满,喉中痰涎壅盛,声如拽锯,但坐不得卧,痰多易出,面色青黯,舌苔厚浊或黄腻,脉滑实。

治则:健脾化痰,降气平喘

组方:三子养亲汤(《韩氏医通》)加味

组成:白芥子,苏子,莱菔子,炙麻黄,杏仁,橘红,法半夏,茯苓,诃子,甘草。

方解:炙麻黄、苏子、杏仁止咳平喘;白芥子、莱菔子、法半夏、橘红、茯苓祛痰;诃子敛肺;甘草调和诸药。

⑤虚哮证

症状:气短息促,动则喘甚,发作频繁,甚则持续喘哮,声低,口唇爪甲青紫,咯痰无力,痰黏起沫或痰质清稀,颧红唇紫或面色苍白,咽干口渴或口不渴,烦热或形寒肢冷,舌红或紫暗,或舌淡,脉细数或沉细。

治则:补肺纳肾,降气平喘

组方:平喘固本汤(验方)

组成:党参,五味子,冬虫夏草,胡桃肉,沉香,磁石,坎炁,苏子,款冬花,法半夏,橘红

方解:党参补益肺气;胡桃肉、沉香、坎炁、冬虫夏草、五味子补肾纳气;磁石纳气平喘;苏子、法半夏、款冬花、橘红降气化痰。

⑥喘脱危证

症状:哮病反复久发,喘息鼻煽,张口抬肩,气短息促,烦躁,昏蒙,面青,四肢厥冷,汗出如油,舌质青暗、苔腻或滑,脉细数不清,或浮大无根。

治则:补肺纳肾,回阳固脱

组方:回阳急救汤(《医学衷中参西录》)

组成:附子,干姜,肉桂,人参,白术,茯苓,陈皮,甘草,五味子

方解:人参、附子、干姜、肉桂温里回阳通脉;白术、茯苓、陈皮健脾祛痰;五味子固阴救脱;甘草调和诸药。

2. 缓解期

①肺脾气虚证

症状:气短声低,痰多色白质稀,自汗,怕风,常易感冒,倦怠无力,食少便溏,舌质淡,苔白,脉细弱或濡软。

治则:健脾益肺,培土生金

组方:六君子汤(《妇人良方》)加减

组成:党参,白术,山药,薏苡仁,茯苓,法半夏,陈皮,五味子,甘草

方解:党参、白术、山药、茯苓、薏苡仁健脾益气;法半夏、陈皮燥湿化痰;五味子敛肺;甘草调和诸药。

②肺肾两虚证

症状:短气息促,动则为甚,吸气不利,痰黏起沫,腰膝酸软,脑转耳鸣,不耐劳累。或五心烦热,颧红,口干,舌红少苔,脉细数;或畏寒肢冷,面色苍白,舌淡、苔白,质胖,脉沉细。

治则:补肺益肾

组方:补肺散(《永类钤方》)合金水六君煎(《景岳全书》)

组成:桑白皮,熟地,人参,紫菀,五味子,当归,法半夏,陈皮,茯苓,甘草

方解:熟地补肾纳气;人参、五味子补益肺之气阴;茯苓益气健脾;法半夏、陈皮理气化痰;桑白皮、紫菀止咳化痰;当归补血活血;甘草调和诸药。

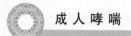

（二）单方

①地龙焙干研粉装胶囊,每服 3g,1 日 2 次,用于热哮。

②皂角 15g,煎水,浸白芥子 30g,12 小时后焙干,研粉,1 次 1~1.5g,1 日 3 次,用于痰壅气逆证。

（三）针灸及相关疗法

针灸穴位应根据患者的不同分期或证候进行选取。常用穴位包括:

急性发作期:定喘,天突,内关,风门,膻中,丰隆。

缓解期:大椎,肺俞,足三里,天突,肾俞。

发作期选穴后,重刺激,留针 30 分钟,每隔 5~10 分钟捻针 1 次,每日或间日 1 次,10 天为 1 疗程。缓解期用较轻刺激,间日治疗 1 次。

穴位贴敷常结合冬病夏治法进行。常用穴位:肺俞,定喘,天突,大椎。将炒白芥子、延胡索各 20g,细辛、甘遂各 10g,共研细末,用生姜汁调成糊状。将药糊贴敷于穴位上,胶布固定,贴 4~6 小时后去药洗净。

穴位埋线:取穴定喘,膻中,中府,肺俞,厥阴俞,孔最,足三里,八华。每次选 1~2 穴,常规消毒,局麻,用埋线钩针或三角缝针穿入羊肠线,快速刺入皮肤,埋于所需深度,针孔涂以碘酒,消毒纱布覆盖。20~30 日 1 次,一般 3~4 次起效。

（四）其他疗法

割治:常取膻中穴或手掌(掌侧第二、三或三、四掌骨间)割治,常规消毒,局麻后作 0.5~1.5cm 切口,摘除少量皮下脂肪组织,或在切口周围进行一定的机械刺激,切口处用消毒膏贴敷,覆盖消毒纱布。一般割治 1~3 次,每次治疗间隔 7 天,可在原处旁开 1cm 处或另选部位进行。

四、预防调护

1. 生活调摄

查找发病诱因,尽力祛除。注意居室空气流通,温度、湿度适宜,避免接触刺激性气体、灰尘、花粉等。饮食宜清淡而富营养,忌生冷、肥甘厚味、海鲜发物、辛辣等食物,戒除烟酒。注意保暖,适时增减衣物,防止寒冷刺激,预防感冒。保持心情舒畅,避免不良情绪的影响。劳逸适当,防止过度疲劳。

2. 加强锻炼

根据身体情况,作长期、适当的体育锻炼,以逐步增强体质,提高抗病能力,如太极拳、内养功、八段锦、慢跑等。

3. 药物预防

在稳定期,肺脾气虚者,宜常服玉屏风散、补中益气丸等;脾肾阳虚者,可服金匮肾气丸、右归丸、保元汤等;肝肾阴虚者,可常服六味地黄丸、滋水清肝饮、左归丸等,以调护正气,提高抗病能力。

成人哮喘中医辨治要点

分期	主要证型	方剂
发作期	冷哮证	射干麻黄汤加减
	热哮证	麻杏石甘汤加减
	风哮证	黄龙舒喘汤
	痰哮证	三子养亲汤加味
	虚哮证	平喘固本汤
	喘脱危证	回阳急救汤
缓解期	肺脾气虚证	六君子汤加减
	肺肾两虚证	补肺散合金水六君煎

参 考 文 献

1. 晁恩祥,孙增涛,刘恩顺.支气管哮喘中医诊疗专家共识(2012).中医杂志,2013(07):627-629.

2. 吴勉华,王新月.中医内科学.北京:中国中医药出版社,2013.

3. 罗云坚,孙塑伦.中医临床治疗特色与优势指南.北京:人民卫生出版社,2007.

4. 王永炎,严世芸.实用中医内科学.第2版.上海:上海科学技术出版社,2009.

5. 中华中医药学会.中医内科常见病诊疗指南中医疾病部分.北京:中国中医药出版社,2008.

6. 彭怀仁.中医方剂大辞典.北京:人民卫生出版社,1997.

第三章　中医古籍对哮喘类证的认识

导语:中医古籍是中医理论与实践的重要来源,在古代文献中描述了哮喘类证的症状及治疗方法。本章概述了在《中华医典》中检索和分析的结果。根据相关辞典和专著等,以喘鸣、喘息和异常呼吸音作为检索词,共检出971条相关条文,进而分析和总结古代治疗哮喘类证常用的方剂、中药和穴位。

中医古籍常作为现代医籍的参考,也是指导中医临床实践的基础。哮喘相当于中医学的哮病、哮证范畴。古籍中常可见到有关哮喘证治的描述,涉及喘鸣、呼吸困难、咳嗽、胸闷、咯痰等症状,如喘鸣、喘呼、喘喝、上气鸣息、呷嗽、喉里呀声等均与哮喘的临床症状相符。

一、检索方法

《中华医典》是一部收录了1000多本古籍的"中医百科全书",是现存最大的古代及近现代中医文献的电子图书集。我们对《中华医典》进行检索,检索词包括"哮""上气+水鸡""喘呼""喘鸣""齁喘""喘喝""齁疾""吹管声""呷呀息气""上气鸣息""喉里呀声""齁嗽"。把明确提及检索词至少一次同时包含了治疗信息的一段文字作为一个条文。排除成书于1949年之后的书籍后,对条文类型、书籍及成书年代进行编码和分析。

二、筛选过程

计算每个检索词命中的条文数。对除重后的条文进行专业判读,排除与哮喘无关的条文,并排除没有提供任何信息或信息不足以判断是否为哮喘的条文。

对以上筛选的条文进一步分析,以确定是否与哮喘相关。若仅提及检索词但不包含具体治法的条文予以排除。最后纳入的条文应为可能与哮喘相关,同时记录了具体的中医治法包括中药、针灸或其他中医疗法。当某一条文涉及多种疗法时,每种疗法均被认为是单独一个条文,进而统计中药、方剂以及穴位在古籍中出现的频次。对于本草类中的单味药或针灸类中的单穴的功效介绍,即该药/穴主治许多病证而在其中包含了检索词的,予以排除。但可纳入单独采用某单味药或单穴治疗哮喘的条文。

最后,根据中医治疗的类型(中药、针灸或其他疗法)将纳入的条文进行分组,并计算所用方剂、中药、穴位出现的频次。

三、结果

共检出 2031 条条文(图 3-1),出自 100 多部成书于公元 206 年至 1949 年间的医籍。由熟悉哮喘及古籍研究的专家对检出的条文进行编码,编码包括是否有哮喘常见的症状(喘鸣、呼吸困难、咳嗽、咯痰、胸闷),是否具有发作性,是否有诱发因素如运动、冷空气、食物、感冒,是成人、儿童、婴儿或妇女产后等。编码完成后,排除与成人哮喘临床表现不一致或与本研究不符的条文。

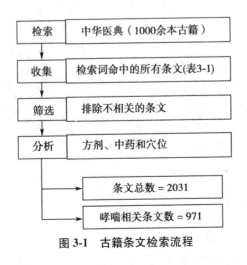

图 3-1　古籍条文检索流程

被排除的条文包括呼吸道感染性疾病、心脏疾病以及产后病等。

最终筛选出 971 条条文记载了哮喘及其类证的治法。其中包括中药治疗 869 条,针灸治疗 93 条,其他中医疗法 6 条,中药联合针灸治疗 3 条。

1. 检索结果

哮喘的定义及病名随时间推移也在发生变化,现代和古代的病名不能直接等同。为全面检索古代文献中与哮喘相关的条文,我们通过查阅中医辞典、中医呼吸病相关专著和教材以及病名源流方面的期刊文献,筛选出可能与哮喘相关的检索词,再通过专家咨询,最终确定了 12 个检索词进行检索(表 3-1)。根据研究目的,排除了儿童哮喘以及以咳嗽为主症的条文,纳入成人哮喘相关的条文。

表 3-1　检索结果的频数分布

检索词	含义	条文数(%)
哮	可用于检索哮病、哮证或哮喘,指发作性痰鸣气急的疾患	685(70.5%)
上气+水鸡	上气指气逆上冲,水鸡声指喉间痰鸣音	147(15.1%)
喘呼	气喘时声音粗大	41(4.2%)
喘鸣	呼吸喘急,喉间有痰	35(3.6%)
齁喘	喘急而喉中有痰鸣声	33(3.4%)
喘喝	气喘时有吼呵声音	18(1.9%)
齁疾	喘鸣病证	5(0.5%)
吹管声	呼吸音像吹管的声音	3(0.3%)
呷呀息气	呼吸困难伴痰鸣音	2(0.2%)
上气鸣息	异常气逆感伴喘鸣音	1(0.1%)
喉里呀声	喉间痰鸣声	1(0.1%)
齁嗽	咳嗽伴响亮的哮鸣音	0(0%)

最后纳入分析的 971 条条文中:与"哮"相关的条文最多(685 条,占 70.5%),其次是对气逆和痰鸣的描述,即"上气"和"水鸡"(147 条,占 15.1%)。"哮"一词最先出现在《针灸甲乙经》(公元 259 年),并一直沿用至

今。"喘鸣"共检出35条条文(3.6%),"齁疾"命中5条条文(0.5%),"喘喝""喘呼""齁喘"共检出92条条文(9.5%),"齁嗽"未检出相关条文(0%)。有喘鸣、呼吸困难和异常呼吸音等含义的检索词("吹管声""喉里呀声""呷呀息气""上气鸣息")检出7条条文(0.7%)。

2. 历代文献的分布特点

检出的条文记载于中国自唐代(公元618年)以前至新中国成立前时期(1912—1949)的历代医籍中(表3-2)。最早的哮喘相关条文出自汉代《伤寒论》(公元206年),其后至元代仅检出较少的条文(8.7%)。明代以后与哮喘相关的医籍大量涌现,包括第一部官方出版的医学百科全书《圣济总录》,这一时期中医古籍的大量涌现也可解释检出的条文绝大部分(85.5%)出自明清时期的古籍。1912—1949年的民国时期,这种趋势又有所减缓,相关古籍只占总数的5.8%。

表3-2　检索词在各朝代医籍中出现的频次

朝代	检索词											
	哮	上气+水鸡	喘鸣	喘呼	喘喝	齁喘	齁疾	吹管声	呷呀息气	上气鸣息	喉里呀声	齁嗽
唐朝以前(618年以前)	1	4	1	1	1	0	0	0	1	0	0	0
唐朝及五代十国(618—960)	1	17	2	0	1	0	0	2	0	1	0	0
宋朝和金朝(961—1271)	4	27	6	1	3	0	0	0	0	0	0	0
元朝(1272—1368)	7	2	0	0	2	0	0	0	0	0	0	0
明朝(1369—1644)	164	38	6	17	8	16	5	1	1	0	1	0
清朝(1645—1911)	466	55	16	16	3	17	0	0	0	0	0	0
中华民国(1912—1949)	42	4	4	6	0	0	0	0	0	0	0	0
总计	685	147	35	41	18	33	5	3	2	1	1	0

3. 哮喘症状的分布特点

大多数条文都会提及哮鸣和呼吸困难两个症状,仅有 6 条条文(0.6%)记载了胸闷的症状,同时描述咳嗽、呼吸困难伴有哮鸣症状的条文共 299 条(31%),而记载咯痰症状的条文有 314 条(32.3%)。41 条条文(4.2%)记载了晨起或夜间症状加重的情况,44 条条文(4.5%)提到哮喘症状呈发作性。此外,有 119 条条文(12.3%)描述了慢性病程。

在哮喘发作的诱因方面,169 条条文(17.4%)记载了寒冷可诱发喘鸣、呼吸困难及咳嗽等症状;40 条条文(4.1%)提到某些食物也是哮喘发作的诱因;13 条条文(1.3%)提到外邪入侵可引发哮喘发作。

医案类共有 134 条条文(13.8%)。魏之琇的《续名医类案》(公元 1770 年)记载了一名患哮喘 10 余年的患者,发作时即出现上气喘促,咳嗽吐痰,自汗,四肢厥冷,六脉沉细,辨证为气虚脾弱,治以六君子汤加黄芪、五味子、二冬、杏仁、姜、枣。该书还记载了另一名自幼患哮喘的患者,常由阴冷天气诱发,出现呼吸困难、咳嗽及咯痰症状,治以清上补下丸加贝母、天门冬、甘草、桔梗、瓜蒌、黄连、黄芩等。《沈菊人医案》(公元 1875 年)记载了一名患哮喘 5 年的男性患者,因感风寒邪气,寒饮停肺,其脉迟细弱,治以半夏、甘草、桂枝、麻黄、桑白皮、紫苏子、杏仁、白果等,以祛风散寒,补益肺气。

4. 常用方剂和中药

绝大部分条文为中药治疗(869 条,占 89.5%),中药联合针灸治疗的条文仅 3 条(0.3%)。条文中包含 566 个方剂,其中 444 个方剂只出现了 1 次,68 个方剂出现了 2 次,24 个方剂出现了 3 次,30 个方剂出现了 4 次或 4 次以上。频数出现最多的方剂有射干麻黄汤、小青龙汤和定喘汤(表 3-3)。这些方剂在现代临床实践中仍然广泛使用,以温肺化饮或清热宣肺,止哮平喘,治疗包括哮喘在内的许多呼吸系统疾病。

纳入的古籍条文中使用的中药种类众多,共出现了 413 种不同的中药,前五种最常用的中药分别是半夏、杏仁、甘草、麻黄以及茯苓(表 3-4)。这些中药大多具有祛痰止咳、降气平喘的功效,且在现代临床实践中仍用于治疗包括哮喘在内的呼吸系统疾病。

表3-3　古籍中治疗哮喘类证常用方剂

方剂名	药物组成	条文数
射干麻黄汤	射干、麻黄、生姜、紫菀、款冬花、细辛、五味子、半夏、大枣	51
小青龙汤	干姜、桂枝、麻黄、芍药、细辛、法半夏、炙甘草、五味子	25
定喘汤	甘草、白果、黄芩、款冬花、麻黄、桑白皮、半夏、紫苏子、杏仁	22
白前汤	白前、半夏、京大戟、紫菀	22
六君子汤	人参、半夏、白术、陈皮、茯苓、甘草	10
葶苈大枣泻肺汤	大枣、葶苈子	10
越婢加半夏汤	麻黄、石膏、甘草、生姜、大枣、半夏	8
麻黄汤	半夏、干姜、厚朴、麻黄、石膏、五味子、细辛、小麦、杏仁	7
清金丹	莱菔子、生姜、皂角	6
白果定喘汤	白果、半夏、款冬花、麻黄、黄芩、紫苏子、杏仁、川朴、甘草、桑白皮	6
加味甘桔汤	白前、百部、贝母、茯苓、甘草、桔梗、橘红、旋覆花	6
哮喘方	桑白皮、淡豆豉、白矾	6

表3-4　古籍中治疗哮喘类证的常用中药

中药	拉丁名	条文数
半夏	*Pinellia ternata*（Thunb.）Breit.	232
杏仁	*Prunus armeniaca* L.	214
甘草	*Glycyrrhiza* spp.	210
麻黄	*Ephedra* spp.	165
茯苓	*Poria cocos*（Schw.）Wolf	145
生姜	*Zingiber officinale* Rosc.	112
紫苏子	*Perilla frutescens*（L.）Britt.	89
款冬花	*Tussilago farfara* L.	88
桑白皮	*Morus alba* L.	81

续表

中药	拉丁名	条文数
陈皮	*Citrus reticulata* Blanco	78
五味子	*Schisandra chinensis*（Turcz.）Baill.	76
紫菀	*Aster tartaricus* L.f.	72
干姜	*Zingiber officinale* Rosc.	65
贝母*	*Fritillaria* spp.	62
细辛	*Asarum sieboldii* Miq. var. *seoulense* Nakai	62
大枣	*Ziziphus jujuba* Mill.	56
黄芩	*Scutellaria baicalensis* Georgi	56
桔梗	*Platycodon grandiflorum*（Jacq.）A.DC.	55
白果	*Ginkgo biloba* L.	52
橘红	*Citrus reticulata* Blanco	49

* 包括川贝母和浙贝母；古籍中有些条文记载为川贝母，有些仅记载为贝母，故统称为"贝母"。

古籍中有部分条文所描述的病史、症状与哮喘较为吻合，且有详细的方药介绍，特选录如下：

《金匮要略》（公元 219 年）有关于射干麻黄汤的描述："咳而上气，喉中水鸡声，射干麻黄汤主之。射干麻黄汤方：射干（三两），麻黄（四两），半夏（半斤洗），细辛、款冬花、紫菀（各三两），五味子（半斤），生姜（四两），大枣（七枚），上九味，以水一斗二升，先煮麻黄两沸，去上沫，内诸药，煮取三升，分温三服。"

《肘后备急方》（公元 363 年）记载了白前汤："《深师方》疗久咳逆上气，体肿豆气胀满，昼夜倚壁不得卧，常作水鸡声者，白前汤主之。白前二两，紫菀、半夏（洗）各三两，大戟七合（切）。四物以水一斗，渍一宿，明日煮取三升，分三服。禁食羊肉饧，大佳。"

在《金匮翼》（公元 1749 年）记录了小青龙汤的适应证："积痰在肺，遇冷而发，喘鸣迫塞，但坐不得卧，外寒与内饮相搏。"小青龙汤组成：麻黄、桂枝、芍药、细辛、甘草、干姜、半夏、五味子。

《医灯续焰》采用了源自《韩氏医通》的三子养亲汤:"三子养亲汤治年高痰盛气实,并气壅哮喘等证。紫苏子(沉水者),白芥子、萝卜子(各三钱)。上水二钟,姜二片,煎七分,食后服。"

5. 针灸疗法

有关针灸疗法的条文大部分出现于清代(1645—1911)的医籍中,但最早的条文见于《针灸甲乙经》。该书由皇甫谧撰写,成书于公元259年(汉代),书中条文记载了治疗哮喘类证的或中(KI26)和人迎(ST9)等穴位。古籍条文共记载了55个穴位,其中最常见的穴位属于任脉、胃经或膀胱经,除了胆经,穴位在其他经脉均有所涉及。最常用的穴位包括:天突(CV22)、足三里(ST36)、膻中(CV17)和俞府(KI27)(表3-5)。

表3-5 古籍中治疗哮喘类证的常用穴位

穴位	条文数
CV22 天突	35
ST36 足三里	21
CV17 膻中	20
KI27 俞府	18
BL13 肺俞	12
ST1 乳根	12
CV15 鸠尾	9
CV21 璇玑	8
Ex-HN 10 聚泉	7
SI17 天容	7
BL43 膏肓	6
KI26 或中	6
CV6 气海	5
ST40 丰隆	5
ST9 人迎	5
CV12 中脘	4
CV23 廉泉	4

在93条针灸相关的条文中,有26条使用了艾灸疗法,16条使用了针刺疗法,8条使用了隔姜灸法,7条采用针刺结合艾灸,2条采用穴位按压法,1条采用穴位贴敷疗法,其余33条未提及具体的针灸方法。

《针灸聚英》(1529年)提到用华盖(CV20)治疗喘促、咳逆哮嗽:"华盖,璇玑下一寸陷中,仰而取之,铜人,针三分,灸五壮,明下,灸三壮。主喘急上气,咳逆哮嗽。"《针灸甲乙经》(282年)提到用或中(KI26)治疗以下病症:"咳逆上气,涎出多唾,呼吸喘哮,坐卧不安,或中主之。"此外,提及咳嗽的条文通常会使用聚泉穴(EX-HN10),而治疗咯痰常采用俞府(KI27)、丰隆(ST40)、足三里(ST36)和膻中(CV17)。

6. 中药及针灸联合治疗

3条条文采用针药合用的疗法,其中1条为灸法加中药,即小青龙汤联合艾灸肺俞穴治疗哮喘:"幼年哮喘,是寒热失和,食味不调,致饮邪聚络。凡有内外感触,必喘逆填喘噎,夜坐不得卧息,昼日稍可舒展,浊沫稀涎,必变浓痰,斯病势稍缓。今发于秋深冬初,其饮邪为阴邪乘,天气下降,地中一阳未生,人身藏阳未旺,所伏饮邪外凉相召而窃发矣。然伏于络脉之中,发散攻表、涤痰逐里、温补与邪无干。久药无效,为此治法:夏月阴气在内时候,艾火灸肺俞等穴,更安静护养百日,一交秋分,暖护背部,勿得懈弛。病发之日,暂用汤药三四日即止。平昔食物尤宜谨慎。再经寒暑陶熔,可冀宿恙之安。发时背冷气寒,宜开太阳逐饮,用青龙法。小青龙汤。"其余2条为穴位贴敷加中药治疗冷哮,穴位包括肺俞(BL13)、膏肓(BL43)、百劳(EX-HN23)等,方用六君子汤,或温肺汤、钟乳丸。

7. 其他中医疗法

6条条文涉及其他中医疗法,它们记载于宋、金、明、清等朝代的书籍中。2条条文记载了气功疗法:"行功,每日丑寅时,两手踞,屈压一足,直伸一足,用力掣三五度,叩齿,吐纳,咽液。""两手托腰,摇动两肘;由上向下用力摩腰的动功和以意念引肺中内气出的静功调理肺气壅塞,主要是由上向下的摩腰背可使气机舒利,使气由上向下而降;以意念引肺中气出,可使郁滞之气消散,壅塞之气宣发。"

其余4条条文所记载的疗法较特殊,现代已不再采用,例如用白果和麻黄捣碎塞鼻,将麻黄等中药研末熏烟吸入,冷水沐足,贴身穿姜汁泡过的衣服等。这些条文对于具体的操作方法和所治疗的病症的描述也过于简单。

四、古籍研究小结

历代中医古籍蕴含了大量丰富的信息,至今仍在指导中医临床实践中发挥着重要作用。古籍中记载了大量治疗哮喘的方法,也奠定了中医治疗哮喘的基础。"哮喘"一词及其典型症状包括喘鸣、呼吸困难、咳嗽、咯痰在古籍中均有提及。检索到与哮喘相关的条文分布于公元 206 年至民国(1949 年)间的历代医籍中,其中绝大部分条文出自明清时期(1369—1911)。中药和针灸治疗哮喘已经沿用了数个世纪,常用的方剂、中药以及穴位与现代治疗哮喘的指南及临床实践基本一致。

古籍中包含了大量方药,其中一些方剂和中药出现的频率较高。如射干麻黄汤、小青龙汤、定喘汤是最为常用的方剂,半夏、杏仁、甘草、麻黄、茯苓则是最常用的中药。这些古籍中治疗哮喘类证常用的方剂和中药一直沿用至今。

针灸穴位在古籍中呈现出许多不同的组合以及个体化处方。治疗哮喘的针灸疗法并未随着时间推移发生明显的变化。常用的针灸取穴主要有天突(CV22)、足三里(ST36)和膻中(CV17)。气功疗法在古籍中也有记载,并且在现代临床实践中仍在使用。但其他中医疗法包括吸入中药烟雾、中药塞鼻等,在现代中医临床实践中已较少使用。

本研究提示哮喘在中国古代已有相关记载。千百年来,中医师记录了中药及针灸治疗哮喘的方法。其中常用的方药和穴位仍适用于现代中医临床。本章的研究结果揭示了现代中医治法的来源,同时也反映了古籍文献在指导现代中医治疗哮喘中仍具有重要作用。

参 考 文 献

1. 裘沛然.中华医典.第 5 版.长沙:湖南电子音像出版社,2014.

2. May BH,Lu CJ,Xue CCL.Collections of traditional Chinese medical literature as resources for

systematic searches. J Altern Complement Med, 2012, 18（12）: 1101-1107. JACM-2011-0587.R2.

3. May BH, Lu YB, Lu CJ, et al.Systematic assessment of the representativeness of published collections of the traditional literature on Chinese Medicine.J Altern Complement Med, 2013, 19（5）:403-409.

第四章 临床研究证据评价方法

　　导语:本章介绍了中医药治疗哮喘的临床研究证据的检索和评价方法。通过对数据库的全面检索,根据入选标准筛选文献,采用标准化的方法对纳入研究的方法学质量进行评价。最后汇总研究结果,评价各种中医干预措施的效果。

　　许多专著、教材和指南中已可见到采用中医药治疗哮喘的介绍。本书重在对中医药治疗哮喘的临床研究进行有效性和安全性的评价。干预措施分为:中药(第五章)、针灸及相关疗法(第七章)、其他中医疗法如气功、推拿等(第八章)、中医综合治疗(第九章)。

　　由研究组筛选和评价临床研究的相关文献,附录1为所有纳入的研究。对随机对照试验(Randomised controlled trials,RCTs)、非随机对照临床试验(Non-randomised controlled clinical trials,CCTs)均进行数据合并和分析。而无对照研究的证据较难评价,因此仅报告其研究特征、干预措施和不良事件,但干预措施的效果未予评价。

一、检索策略

　　参考Cochrane系统评价手册中的方法对中英文数据库进行检索。英文数据库包括PubMed、Embase、CINAHL、CENTRAL和AMED;中文数据库包括中国生物医学文献数据库(CBM)、中国知网(CNKI)、维普中文生物医学期刊(CQVIP)和万方数据库。检索自数据库收录起始时间至2014年5月,不设限定条件。采用主题词或自由词进行检索。

　　为全面检索文献,疾病、干预措施和研究类型3个检索模块间用"AND"

运算符(或数据库中同一意义的运算符号)连接,在每个数据库中各生成以下9个检索式:

- 中药治疗哮喘的综述
- 中药治疗哮喘的 RCT 或 CCT
- 中药治疗哮喘的无对照研究
- 针灸及相关疗法治疗哮喘的综述
- 针灸及相关疗法治疗哮喘的 RCT 或 CCT
- 针灸及相关疗法治疗哮喘的无对照研究
- 其他中医疗法治疗哮喘的综述
- 其他中医疗法治疗哮喘的 RCT 或 CCT
- 其他中医疗法治疗哮喘的无对照研究

中医综合疗法的研究亦通过上述检索式进行检索。除了电子数据库,我们还查阅了检出文献中的系统评价和纳入研究的参考文献,以寻找其他相关文献。此外,我们还检索了多个临床试验注册中心,了解正在进行或已完成的临床试验,必要时联系试验研究人员以获取相关信息。检索的临床试验注册中心有:澳大利亚新西兰临床试验注册中心(ANZCTR)、中国临床试验注册中心(ChiCTR)、欧盟临床试验注册中心(EU-CTR)、美国临床试验注册网站(ClinicalTrials. gov)。

二、纳入标准

- 临床研究的受试者诊断为哮喘,且诊断根据以下任一标准:全球哮喘防治倡议(GINA),中华医学会发布的哮喘指南,《实用内科学》《内科学》或《中药新药临床研究指导原则》中的哮喘诊断标准,欧洲呼吸学会/美国胸科学会发布的哮喘指南
- 受试者年龄≥18 岁
- 干预措施为中药、针刺及相关疗法,或其他中医疗法(表 4-1)
- 对照组为安慰剂、空白或哮喘常规西药治疗
- 报告了一个或多个预设的结局指标(表 4-2)

表 4-1　纳入临床研究证据评价的中医干预措施

类别	具体干预措施
中药	口服、吸入、局部、静脉或肌内注射的中药
针灸及相关疗法	针刺,电针,穴位按压,穴位贴敷,耳穴按压,艾灸,火针,埋线,经皮神经电刺激,超声离子导入,激光针灸,头针
其他中医疗法	推拿,拔罐,气功,刮痧

表 4-2　结局指标

指标类型	结局指标	单位;改善方向;范围
肺功能	1. 第 1 秒用力呼气容积(FEV_1) 2. 用力肺活量(FVC) 3. 呼气峰流速(PEF)	1. 升或%;↑;不限 2. 升或%;↑;不限 3. 升/秒;↑;不限
生存质量	哮喘生命质量调查问卷($AQLQ$)	分;↑;每题 1~7 分
哮喘控制	哮喘控制测量表(ACT)	分;↑;5-25
急性发作	急性发作频次	次;↓;不限
缓解药物用量	吸入短效支气管舒张剂(如 β_2 受体激动剂)	喷/日;↓;不限
有效率	有效率。有效的定义出自以下标准或指南： 1. 中医病证诊断疗效标准[8] 2. 中药新药临床研究指导原则[6] 3. 支气管哮喘防治指南[9]	%;↑;不限
不良反应	不良反应的类型和数量	不良反应的类型和数量;↓;不限

三、排除标准

- 研究没有准确的诊断标准

- 受试者纳入了儿童

- 受试者为咳嗽变异性哮喘或药物诱发的哮喘(如阿司匹林性哮喘)

- 对照组采用不规范的哮喘药物治疗

- 试验组与对照组采用不同的基础治疗

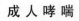

四、结局指标

结局指标纳入了评价疗效和安全性的相对公认或较常用的指标(表4-2)。

肺功能是评价哮喘患者气流受限的重要指标,主要包括第1秒用力呼气容积(FEV$_1$)和用力肺活量(FVC),这些指标实测值的变化超过0.23L或占预计值百分比的变化>10%提示具有临床意义。此外,呼气峰流速(PEF)也是常用的肺功能指标。

哮喘患者的生存质量采用哮喘生存质量调查问卷(asthma quality of life questionnaire,AQLQ)进行评估。该问卷按哮喘对患者生存质量的影响程度分为1~7分,1分代表严重影响,7分代表无影响。

采用哮喘控制测试(asthma control test,ACT)来评估哮喘的控制情况,包括5个问题:哮喘对日常活动的影响,呼吸困难次数,夜间憋醒次数,急救药物使用次数以及哮喘控制情况。减少哮喘发作频率是哮喘研究中的重要指标,减少发作频率提示哮喘得到更好的控制,有利于减少哮喘的发病率和病死率。缓解药物用量在一些问卷如ACT中亦有涉及,也可单独作为一个指标进行评估。

有效率尚未经验证成为哮喘公认的结局指标,但在中医药治疗哮喘的临床研究中,其可在一定程度上反映获得较好疗效的患者数。是否有效通常采用《中医病证诊断疗效标准》、《中药新药临床研究指导原则》以及《支气管哮喘防治指南》中的有关定义进行判断,具体分为以下4种情况:

1. 临床控制

哮喘症状完全缓解,即使偶尔有轻微症状也不需用药即可缓解。FEV$_1$(或PEF)增加量>35%,或FEV$_1$(或PEF)≥80%预计值。PEF昼夜变异率<20%。

2. 显效

哮喘发作较前明显缓解;FEV$_1$(或PEF)增加量达25%~35%,或FEV$_1$(或PEF)达预计值的60%~79%;PEF昼夜变异率>20%,仍需用支气管舒张剂或糖皮质激素控制症状。

3. 好转

哮喘症状部分缓解;FEV$_1$(或 PEF)增加量达 15%~24%,仍需用支气管舒张剂或糖皮质激素控制症状。

4. 无效

哮喘症状和 FEV$_1$(或 PEF)无改善或反而加重。

为分析有效率的结果,可将所有治疗后病情改善的患者归为一组,即临床控制、显效和好转的患者合并为有效组,有效组中的患者与治疗后病情无改善的患者(即无效组)进行比较,结果用风险比(RR)和 95%可信区间表示。

五、偏倚风险评估

参考 Cochrane 协作网的偏倚风险评估工具,对 RCT 进行方法学质量评价。偏倚是导致研究结果偏离真实值的现象,存在于临床试验的每个阶段,主要分为五种:选择性偏倚、实施偏倚、随访偏倚、测量偏倚和报告偏倚。每个部分根据偏倚风险评估工具的评价标准做出"低风险""高风险""不清楚"的判断。其中,低风险代表存在偏倚的可能性很小;高风险则代表存在明显的偏倚可严重削弱我们对研究结果的信心;不清楚表示根据研究提供的信息,不能判断是否存在潜在偏倚,结果可能令人怀疑。偏倚风险评估分别由两名研究人员独立评价,不一致处通过讨论或咨询第三方解决。

偏倚风险评估内容具体包括以下六个方面:

1. 随机序列的产生

详细描述随机分配序列产生的方法,以便评估不同分配组之间是否具有可比性。低风险包括随机时使用随机数字表、计算机统计软件产生随机数字等;高风险则指以奇/偶数,甚至生日或入院日期等非随机序列进行分组。

2. 分配方案的隐藏

详细描述隐藏随机分配方案的方法,确定干预措施的分配方法在纳入时或研究期间是否被预知。低风险包括中央随机化,密封信封等;高风险包括根据开放的随机序列或出生日期进行分组等。

3. 对受试者和试验人员实施盲法

描述所有对受试者和试验人员施盲的方法,此外,必须判断研究提供的盲法细节的有效性。若从细节中可确定对受试者和试验人员实施了盲法,则判断为低风险;若未设置盲法或盲法设置不当,则判为高风险。

4. 对结局评价者设盲

描述所有对结局评价者施盲的方法,此外,必须判断研究提供的盲法细节的有效性。若从细节中可确定对结局评价者实施了盲法,则判断为低风险;若未设置盲法或盲法设置不当,则判为高风险。

5. 不完全结局数据

描述每个主要结局指标结果数据的完整性,包括失访、排除分析的数据以及相关的原因。若无缺失数据、缺失数据原因与真实结局不相关、组间缺失均衡或原因相似,则判为低风险;若为不明原因的数据缺失则判为高风险。

6. 选择性结局报告

参考研究计划或报告中预先设定的结局指标。如果文章报告了研究方案中设定的结局指标,或报告了所有预先设定的结局指标,则被评为低风险;若没有完整报告研究方案中预先设定的结局指标,或一个/多个主要结局指标不是按预先设定的方案报告,则被评为高风险。

六、数据分析

采用描述性统计方法分析中医证候、方剂、中药以及针灸穴位出现的频次。对至少2个研究描述的中医证候进行报告,同时报告至少有2个研究支持的前20个最常用的方剂、中药和穴位。由于数据有限,单个研究提到的证候或穴位仅呈现给读者参考。

统计学分析与结果的定义详见后附的术语表。二分类变量以相对危险度(risk ratio,RR)及95%可信区间(confident intervals,CI)表示,连续性变量以均数差(mean difference,MD)及95% CI表示。所有结果均报告 I^2、RR(或 MD)和95% CI。采用 I^2 值进行异质性判断,I^2 值大于50%提示异质性显著。敏感性分析有助于寻找异质性的潜在来源,例如选择随机序列产生为低偏倚风险的研究做敏感性分析。若数据适合,则根据中医干预措施和疗程的不同进行亚组分析。所有纳入的研究均采用随机效应模型进行分析,从而为组间差异提供相对保守的估计,并对异质性资料进行统计学处理。

七、证据汇总

参考 GRADE(The Grading of Recommendations Assessment, Development and Evaluation)系统对证据质量进行汇总。GRADE 评价结果以结果总结表(SOF,summary of finding)的形式呈现。

成立专家组对证据质量进行评价,包括系统评价小组、中医和中西医结合专家、方法学专家以及西医师。专家组根据临床重要性对中药、针灸和其他疗法的关键干预措施,以及对照措施和结局指标进行排序。基于专家意见和后续的讨论达成共识,形成最后的结果总结表。

GRADE 系统从以下五个方面对证据质量进行评价:

- 研究设计的局限性(偏倚风险)
- 结果不一致性(无法解释的异质性)
- 证据间接性(包括干预措施、受试者和重要的结局指标)
- 不精确性(结果的不确定性)
- 发表性偏倚(研究的选择性发表)

以上也是降低证据质量的 5 种可能的原因。另外,证据质量升级的 3 个主要因素:效应量大,存在剂量-反应关系,所有合理的混杂或其他偏倚将进一步支持疗效推断。证据质量升级主要针对观察性研究(包括队列、病例对照、前后对照和时间序列研究)。本书仅对纳入的 RCT 研究进行 GRADE 证据质量评价,因此不涉及上述证据质量升级的情况。结果总结表呈现了主要干预措施包括中药、针灸和其他中医疗法的效果。由于中医临床实践差别较大,结果总结表未包含推荐治疗方案,读者可根据当地医疗情况审慎解释和使用这些证据。

证据四个等级的含义

级别	解释
高	我们非常确信真实的效应值接近估计值
中	对效应估计值我们有中等程度的信心:真实值有可能接近估计值,但仍存在二者大不相同的可能性
低	我们对效应估计值的确信程度有限:真实值可能与估计值大不相同
极低	我们对效应估计值几乎没有信心:真实值很可能与估计值大不相同

参 考 文 献

1. Higgins JPT, Green S. Cochrane Handbook for Systematic Reviews of Interventions Version 5.1.0 [updated March 2011]. The Cochrane Collaboration, 2011.

2. Global Strategy for Asthma Management and Prevention. (2015). Global Initiative for Asthma (GINA). Available from: http://www.ginasthma.org/.

3. 中华医学会呼吸病学分会. 支气管哮喘防治指南. (1997,2003,2008,2016 等多个版本)

4. 陈灏珠. 实用内科学. 北京:人民卫生出版社. (多个版本)

5. 全国高等学校教材. 内科学. 北京:人民卫生出版社. (多个版本)

6. 郑筱萸. 中药新药临床研究指导原则. 北京:中国医药科技出版社.

7. Chung KF, Wenzel SE, Brozek JL, et al. (2014) International ERS/ATS guidelines on definition, evaluation and treatment of severe asthma. Eur Respir J, 2014, 43(2):343-373.

8. 中华人民共和国中医药行业标准. 国家中医药管理局发布. 中医病证诊断疗效标准, 1994.

9. 中华医学会呼吸病学会哮喘学组. 支气管哮喘防治指南. 中华结核和呼吸杂志, 1997, 20 (5):261-267.

10. Schünemann H, Brożek J, Guyatt G, et al. GRADE handbook for grading quality of evidence and strength of recommendations. Updated October 2013. The GRADE Working Group, 2013. Available from www.guidelinedevelopment. org/handbook.

第五章 中药治疗成人哮喘的临床研究证据

导语:目前已有许多关于中药治疗哮喘的临床研究,本章将对这些研究进行分析和总结。通过全面检索9个中英文数据库,共命中28 153条题录,最终纳入355项中药治疗哮喘的临床研究。对其中随机对照试验和非随机对照试验进行系统评价和Meta分析,探讨中药治疗哮喘的有效性和安全性。这些证据提示单用中药或中西医结合治疗哮喘在改善肺功能、哮喘控制、生存质量、急性加重频率、缓解药物使用和有效率等方面都很有前景。

一、现有系统评价

尽管许多英文的综述和评论性质的论文有关于中药治疗哮喘的评价,但正式发表的中药治疗哮喘的英文系统评价仅有2篇。Huntley等人于2000年发表了一篇中药治疗哮喘的系统评价,2个研究显示白果和补肾药能提高肺功能,但其他中药如川芎、滋补类中药和温阳通络合剂的疗效并不优于对照组。由于中药组方的多样性和研究设计存在缺陷(无盲法,未交代随机分配细节等),目前尚无法得出确定的结论。2008年Arnold等人发表了一篇Cochrane系统评价,纳入的29个研究中,有2个研究报道了肺功能有提高,1个研究提示对生存质量有改善。但由于存在研究方案的差异、方法学的缺陷、结局指标的限制,暂不能得出中药能否治疗哮喘的结论。此外,2014年Hong等发表了一篇中药治疗哮喘的作用和机制的论文,指出中药对哮喘的诸多机制均有作用,中药治疗激素抵抗型哮喘可能有一定优势,研究提示中药或可作为单一治疗或补充疗法用于治疗哮喘。

二、临床研究文献特征

中英文数据库共检出 28 153 篇文献,除重后余 18 684 篇,浏览题名或摘要进行初筛后,对 1429 篇文献进行全文浏览,最终纳入 355 篇文献[S1-S355]。其中 259 篇为随机对照试验,21 篇为非随机对照试验,75 篇为无对照研究(图 5-1)。大多数研究来自中国,也有来自日本、美国和英国的研究。我们对中医药治疗哮喘的随机对照试验和非随机对照试验进行了 Meta 分析,而其他类型的研究如病例报告等,只对研究结果进行总结,未纳入证据的合并分析。

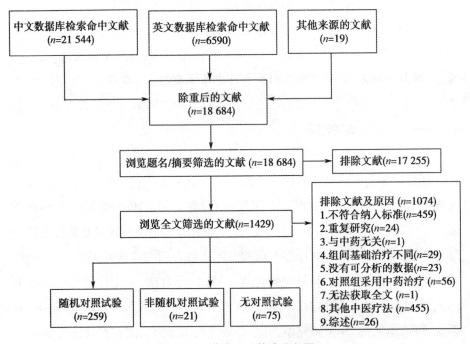

图 5-1　中药类文献筛选流程图

这些研究共纳入 28 630 名受试者,哮喘病程为 6 个月~55 年,疗程为 7 天~3 年。中药以汤剂为主,此外还有胶囊、片剂和颗粒剂。而其他给药方式如肌内注射、静脉注射和雾化吸入则较少使用。

纳入的研究包含 148 种中药复方和 260 种中药。常用的方剂是小青龙汤、定喘汤、射干麻黄汤和麻杏石甘汤。常用的中药是麻黄、杏仁和半夏(表

5-1 和表 5-2)。中药的给药方式有口服、静脉注射、肌内注射、吸入和外用药膏。纳入的研究包括中药与安慰剂、西药或空白对照进行对比,以及中药联合西药与单用西药对比。常规西药治疗包括:吸入支气管舒张剂、表面激素以及吸入支气管舒张联合表面激素。涉及的证型包括冷哮/热哮证(41 项),肾虚证(10 项),痰浊阻肺证(9 项),肺脾肾虚证(6 项),肾气亏虚、痰浊阻肺(4 项),肺肾两虚、风寒/风热袭肺(4 项)、肺脾两虚证(3 项)、风痰哮证(3 项)和肾虚夹瘀(3 项)。

表 5-1　临床研究中常用的方剂

常用方剂	研究数	方药组成
小青龙汤	18	麻黄,桂枝,芍药,甘草,干姜,细辛,半夏,五味子
定喘汤	10	白果,麻黄,桑白皮,款冬花,半夏,杏仁,苏子,黄芩,甘草
射干麻黄汤	9	射干,麻黄,细辛,紫菀,款冬花,半夏,五味子,生姜,大枣
麻杏石甘汤	7	麻黄,杏仁,石膏,甘草
喘可治注射液	6	淫羊霍,巴戟天
补中益气汤	5	人参,黄芪,白术,甘草,当归,陈皮,升麻,柴胡
三子养亲汤	4	紫苏子,白芥子,莱菔子

表 5-2　临床研究中常用的中药

常用中药	学名	研究数
麻黄	*Ephedra* spp.	183
甘草	*Glycyrrhiza* spp.	161
杏仁	*Prunus armeniaca* L.	126
半夏	*Pinellia ternata* (Thunb.) Breit.	117
地龙	*Pheretima* spp.	94
五味子	*Schisandra chinensis* (Turcz.) Baill.	87
黄芩	*Scutellaria baicalensis* Georgi	80
紫苏子	*Perilla frutescens* (L.) Britt.	68
细辛	*Asarum* spp.	63
黄芪	*Astragalus membranaceus* (Fisch.) Bge.	61

续表

常用中药	学名	研究数
陈皮	*Citrus reticulata* Blanco	57
茯苓	*Poria cocos*（Schw.）Wolf	53
款冬花	*Tussilago farfara* L.	49
白芍	*Paeonia lactiflora* Pall.	46
桑白皮	*Morus alba* L.	43
蝉蜕	*Cryptotympana pustulata* Fabricius	43
葶苈子	*Lepidium apetalum* Willd. or *Descurainia sophia*（L.）Webb.ex *Prantl.*	43
紫菀	*Aster tataricus* L.f.	40
丹参	*Salvia miltiorrhiza* Bge.	39
芥子	*Brassica juncea*（L.）Czern.et Coss. or *Sinapis alba* L.	37
白术	*Atractylodes macrocephala* Koidz.	37
射干	*Belamcanda chinensis*（L.）DC.	37

三、最新临床研究证据

（一）基于随机对照试验（RCT）的临床证据

1. 基本特征

共有 259 项随机对照试验评价了中药治疗成人哮喘的效果,共纳入 22175 名受试者[S1-S259]。临床研究采用的方剂较多,但在 2 个以上研究中出现的只有 24 个方剂。根据哮喘的分期,试验分为急性发作期(134 项研究,共 11043 名受试者),缓解期(125 项研究,共 11132 名受试者)。由于国际指南中哮喘的分期无慢性持续期,故本书将国内临床研究中的慢性持续期合并入缓解期中,统称为缓解期。

中医方药存在多样性,研究共涉及 139 个中药复方,其中最常用的是小青龙汤、定喘汤和射干麻黄汤(表 5-3)。中药也存在多样性,研究共涉及 210 味中药,其中最常用的是麻黄、甘草、杏仁和半夏(表 5-4)。240 项研究采用口服给药,如汤剂、片剂、胶囊和颗粒剂,12 项研究采用注射剂,5 项研究采用雾化吸入,另有 2 项研究为中药外用。

哮喘的病程为 6 个月~48 年,受试者的平均年龄为 45 岁。其中男性 11 190 名,女性 9184 名,另有 1801 名受试者在研究中未描述性别。有 90 项研究描述了中医证型。急性发作期常见的证型包括冷哮、热哮、痰浊阻肺和风痰哮。缓解期的常见证型有肾虚、痰浊阻肺、肺脾肾虚、肺气虚证和脾气虚。对照措施包括:西药对照(73 项研究),安慰剂对照(8 项研究),安慰剂+西药对照(8 项研究),空白对照(1 项研究);中西医结合治疗与单用西药比较的研究最多(169 项研究)。

表 5-3　随机对照试验中常用的方剂

哮喘分期	常用方剂	研究数	方药组成
急性发作期	小青龙汤	12	麻黄,桂枝,芍药,甘草,干姜,细辛,半夏,五味子
	射干麻黄汤	6	射干,麻黄,细辛,紫菀,款冬花,半夏,五味子,生姜,大枣
	定喘汤	3	白果,麻黄,桑白皮,款冬花,半夏,杏仁,紫苏子,黄芩,甘草
	麻杏石甘汤	3	麻黄,杏仁,石膏,甘草
缓解期	补中益气汤	4	人参,黄芪,白术,甘草,当归,陈皮,升麻,柴胡
	定喘汤	3	白果,麻黄,桑白皮,款冬花,半夏,杏仁,紫苏子,黄芩,甘草
	金匮肾气丸	3	桂枝,附子,干地黄,山茱萸,芍药,茯苓,牡丹皮,泽泻
	麻杏石甘汤	3	麻黄,杏仁,石膏,甘草

表 5-4　随机对照试验中常用的中药

常用中药	学名	研究数	哮喘分期(研究数)
麻黄	*Ephedra* spp.	131	C(47);A(84)
甘草	*Glycyrrhiza* spp.	121	C(56);A(65)
杏仁	*Prunus armeniaca* L.	91	C(35);A(56)
半夏	*Pinellia ternate* (Thunb.) Breit.	83	C(23);A(60)
地龙	*Pheretima* spp.	71	C(32);A(39)

续表

常用中药	学名	研究数	哮喘分期（研究数）
紫苏子	*Perilla frutescens* (L.) Britt.	67	C(24);A(43)
黄芩	*Scutellaria baicalensis* Georgi	65	C(23);A(42)
五味子	*Schisandra chinensis* (Turcz.) Baill.	65	C(27);A(38)
细辛	*Asarum* spp.	48	C(13);A(35)
黄芪	*Astragalus membranaceus* (Fisch.) Bge.	43	C(31);A(12)
茯苓	*Poria cocos* (Schw.) Wolf	39	C(21);A(18)
陈皮	*Citrus reticulata* Blanco	37	C(16);A(21)
葶苈子	*Lepidium apetalum* Willd. or *Descurainia sophia* (L.) Webb. ex *Prantl.*	35	C(12);A(23)
蝉蜕	*Cryptotympana pustulata* Fabricius	32	C(11);A(21)
款冬花	*Tussilago farfara* L.	32	C(11);A(21)
白芍	*Paeonia lactiflora* Pall.	31	C(7);A(24)
桑白皮	*Morus alba* L.	31	C(11);A(20)
射干	*Belamcanda chinensis* (L.) DC.	29	C(7);A(22)
丹参	*Salvia miltiorrhiza* Bge.	28	C(11);A(17)
紫菀	*Aster tataricus* L. f.	28	C(9);A(19)

A：急性发作期；C：缓解期；AC：急性发作期和缓解期

2. 偏倚风险

所有的研究均提到"随机"，但只有 36 项研究报告了随机序列产生的方法，只有 2 项研究报告了随机分配方案的隐藏[S216,254]。6 项研究由于采用了半随机分配的方法，如根据患者的入组顺序或就诊顺序确定分组，偏倚风险较高[S2,55,87,155,236,257]。对患者设盲的研究仅 13 项(4.9%)，对研究人员设盲的研究有 8 项，对结局评估者设盲的研究有 17 项，这些有关盲法设置的偏倚风险评估均为低风险，其余研究则为高风险。结局数据不完整方面，大多数研究的偏倚风险为低；有 22 项研究未报告失访的具体情况，判定为风险偏倚不确定；另有 2 项研究有大量受试者失访且未解释原因，判定偏倚风险为高。在选择性报告方面，大多数研究不能获得其研究方案，故判断偏倚风险不确定。24 项研究由于预先设定的结局指标未在结果中出现，或者结局指标报告不完整，判定偏倚风险高。总体来看,方法学质量偏低(表5-5)。

表5-5　中药随机对照试验的偏倚风险

偏倚的风险领域	低风险 n(%)	不确定风险 n(%)	高风险 n(%)
随机序列产生	36(13.8%)	210(81.1%)	13(5.0%)
随机分配隐藏	2(0.8%)	257(99.2%)	0
对受试者设盲	13(5.0%)	1(0.4%)	245(94.6%)
对研究者设盲	8(3.1%)	2(0.8%)	249(96.1%)
对结局评估者设盲	17(6.6%)	10(3.8%)	232(89.6%)
不完整的结局数据	235(90.7%)	22(8.5%)	2(0.8%)
选择性报告	0	235(90.7%)	24(9.2%)

3. 结局指标

最常用的结局指标是有效率,有224项研究报告了这个结局指标(86.4%)。对有效率的定义多达28种,最常用的定义来自《支气管哮喘防治指南》,共有63项研究采用。结局指标为第一秒用力呼气容积(FEV$_1$)的研究有128项,用力肺活量(FVC)的研究有36项,呼气峰流速(PEF)有83项,以哮喘控制测试问卷总分(ACT)作为结局指标的研究有16项。其他结局指标还包括:哮喘急性发作频次(9项),急救药物使用次数(9项),哮喘生存质量调查问卷总分(AQLQ)(4项)。有45项研究报道了不良事件。以有效率作为结局指标的研究中,急性发作期有128项(94%),缓解期有98项(78.4%)。以肺功能FEV$_1$作为结局指标的研究中,缓解期有65项(52%),急性发作期有63项(47%)。急性发作期的研究未采用生存质量作为结局指标,有1项研究采用缓解药物使用情况来评估治疗效果。

4. 缓解期

(1)总体中药

①肺功能:Meta分析结果显示,单用中药或中药联合西药治疗,与西药治疗相比,能更好地改善哮喘缓解期患者的肺功能。与西药组对比,中药组的FEV$_1$占预计值%和FEV$_1$分别提高了7.19%和0.23L,FVC提高了0.14L(表5-6)。与西药组对比,中药+西药联合治疗能改善肺功能,FEV$_1$占预计值%和FEV$_1$分别提高7.14%和0.38L,FVC%和FVC分别提高了5.16%和0.41L。

但存在较高的异质性,在亚组分析后异质性仍然很高。

中药联合西药治疗与西药对比可更好地改善 PEF,PEF 和 PEF% 分别提高了 0.83L/s 和 6.73%(表 5-6)。但单用中药与西药相比对 PEF 的改善无统计学意义。2 项研究[S42,68]显示,中药与安慰剂比较对 FEV$_1$ 占预计值% 改善的差异无统计学意义。Meta 分析显示疗效较好的中药包括甘草、麻黄、地龙、杏仁、黄芪和五味子。

表 5-6 口服中药治疗哮喘缓解期对肺功能的效果

干预措施	结局指标	文献数	病例数	MD [95% CI]	I^2%	纳入研究
中药 vs 西药	FEV$_1$ 占预计值%	11	900	7.19 [3.64,10.74]*	80	S1,5,10,33,48,50,52,54,59,64,76
中药 vs 西药	FEV$_1$ L	12	879	0.23 [0.09,0.37]*	58	S1,4,5,8,20,22,29,32,36,38,69,76
中药 vs 西药	FVC L	8	585	0.14 [0.03,0.26]*	0	S1,5,8,20,29,32,34,69
中药 vs 西药	PEF L/s	9	672	0.23 [-0.10,0.55]	74	S1,4,5,8,22,29,37,59,69
中药+西药 vs 西药	FEV$_1$ 占预计值%	21	2283	7.14 [5.24,9.03]*	72	S84,110,115,118,132,135,143,157,161,165,170,179,185,193,196,201,202,204,216,235,256
中药+西药 vs 西药	FEV$_1$ L	16	1121	0.38 [0.28,0.49]*	71	S103,106,158,159,163,165,168,174,178,191,193,219,222,235,257,258
中药+西药 vs 西药	FVC L	8	601	0.41 [0.20,0.62]*	77	S103,158,162,165,168,174,235,257
中药+西药 vs 西药	FVC 占预计值%	4	377	5.16 [2.16,8.17]*	0	S132,135,201,202
中药+西药 vs 西药	PEF L/s	14	1562	0.83 [0.47,1.19]*	94	S103,115,118,132,158,165,168,174,178,191,214,222,257,258
中药+西药 vs 西药	PEF 占预计值%	9	717	6.73 [2.47,10.99]*	81	S135,143,161,163,171,185,201,202,257

* 有统计学意义

②生存质量:结局指标涉及生存质量的临床研究较少。1 项研究显示,与吸入激素对比,中药联合吸入激素治疗 12 周后,AQLQ 的总分改善了 2.22 分,95%CI[-2.30,6.74][S216]。

③哮喘控制情况:有 7 项研究以 ACT 总分作为结局指标来评估哮喘的控制情况。1 项研究显示,与安慰剂对比,补肺颗粒组患者的 ACT 总分改善了 1.55 分,95% CI [0.52,2.58][S42]。5 项研究合并的 Meta 分析结果显示,与单用 β_2 受体激动剂+激素对比,中西医结合治疗可使 ACT 总分改善 2.47 分,95% CI [1.64,3.29] S[106,110,156,168,251]。1 项以"温肾消喘膏方"作为干预措施的研究,ACT 总分较对照组改善 0.91 分,95% CI [0.10,1.72][S147]。

④急性发作频次:以哮喘急性发作频次作为结局指标的研究共 4 项[S41,107,147,251],但由于各项研究治疗的疗程和发作频率的评估方法不同,而难以进行合并效应量的 Meta 分析。一项研究显示,与西药组相比,中药联合西药治疗可使急性发作频次下降 1.20 次/年,95% CI[-1.82,-0.58][S251]。另一项以益气固肺疏风汤为干预措施的研究,与安慰剂组对比,急性发作频次下降了 2.2. 次/年,95% CI [-3.46,-0.34][S41]。而另一项以六君子丸为干预措施的研究显示,急性发作频次在 9 个月内对比下降了 2.20 次,95% CI[-2.70,-1.70][S107]。与西药组对比,外用中药膏+西药使急性发作频次 4 个月内降低 1.36 次,95% CI[-1.99,-0.73][S147]。

⑤缓解药物使用量:有 3 项研究以缓解药物使用量为结局指标,均采用沙丁胺醇为缓解药物[S9,178,216]。1 项研究显示,雾化吸入喘可治注射液治疗哮喘,与安慰剂对比,可减少沙丁胺醇 1.30 吸/天,95%CI[-2.17,-0.43][S9]。另 1 项研究提示,与激素组比较,知柏地黄丸+金水六君煎联合激素治疗,可减少沙丁胺醇 1.72 吸/天,95%CI[-2.30,-1.14][S178]。在吸入布地奈德/福莫特罗基础上加用清肺平喘补肾颗粒治疗哮喘,与吸入布地奈德/福莫特罗比较,可减少沙丁胺醇 0.64 吸/天,95% CI [-0.79,-0.49][S216]。

⑥有效率:大部分研究的结局指标都涉及有效率,患者的症状由研究者进行评估。有效率的定义主要来自于《支气管哮喘防治指南》《中医病证诊断疗效标准》或《中药新药临床研究指导原则》。基于《支气管哮喘防治指南》或《中医病证诊断疗效标准》中有效率的定义,中药与西药比较差异有统计学意

义,RR=1.18,95% CI［1.08,1.30］(表5-7)。Meta 分析提示可改善有效率的研究中,最常用的中药是麻黄、甘草、僵蚕和地龙。

根据《支气管哮喘防治指南》或《中药新药临床研究指导原则》中有效率的定义,中药+西药与西药对比,有效率的差异有统计学意义,RR=1.20,95% CI［1.14,1.26］(表5-7)。中药+西药与西药对照可改善有效率的 Meta 分析提示最常用的中药有麻黄、甘草、黄芪、桃仁和五味子。

表5-7　口服中药治疗哮喘缓解期对有效率的效果

干预措施	结局指标	研究数	病例数	RR［95% CI］	I^2%	纳入研究
中药 vs 西药	有效率	7	491	1.17［1.01,1.36］*	62	S1,4,5,47,63,64,74
中药 vs 西药	有效率	9	675	1.05［0.93,1.19］	70	S6, 8, 12, 22, 30, 33, 34,37,54
中药 vs 西药	有效率	3	300	1.18［1.08,1.30］*	0	S3,23,28
中药 vs 中药+西药	有效率	12	1112	1.20［1.14,1.26］*	0	S84,98,126,135,142, 161,168,172,203,204, 220,222
中药 vs 中药+西药	有效率	7	491	1.19［1.05,1.35］*	81	S115, 118, 122, 132, 158,159,171

*有统计学意义

小结:

采用 GRADE 临床证据结果总结表呈现中药治疗哮喘缓解期的效果(表5-8、表5-10)。

中药与安慰剂比较的研究证据质量为中(表5-8)。一项研究使用补肺颗粒,另一项使用乳香、姜黄和甘草。结果显示,FEV_1 占预计值%的提高无统计学意义,但 ACT 总分改善有统计学意义。而研究中没有对 PEF、缓解药物使用量、急性发作频次以及生存质量进行评估。

中药+西药与西药比较的证据质量为极低至低(表5-9)。Meta 分析提示有效的研究中常用中药包括甘草、麻黄、黄芪、半夏和杏仁。结果显示 FEV_1 占预计值%、PEF、哮喘控制情况、缓解药物使用量和急性发作频次均有统计学意义。评价生存质量的 AQLQ 则无统计学意义。

表5-8　哮喘缓解期中药 vs 安慰剂结果总结表

结局指标	患者数（研究数）	证据质量（GRADE）	绝对效应	
			安慰剂	中药与安慰剂比较（95% CI）
肺功能:FEV₁占预计值% 疗程:平均4周	106 （2 RCTs）	⊕⊕⊕○ 中[1]	70.5	提高 2.87 （-1.96,7.7）
哮喘控制:ACT总分[3] 疗程:4周	43 （1 RCT）	⊕⊕⊕○ 中[1]	16.81	提高 1.55 （0.52,2.58）[2]
PEF、缓解药物使用量、急性发作频次、AQLQ:未报道	-	-	-	-
不良事件	无研究报道不良事件的发生。			

1. 样本量不足限制了结果的精确性。
2. 结果不满足最小临床重要差值。
3. ACT 总分:5~25 分,得分越高哮喘控制越好。

参考文献
- 肺功能:S42,68
- 哮喘控制:S42

表5-9　哮喘缓解期中药+西药 vs 西药结果总结表

结局指标	患者数（研究数）	证据质量（GRADE）	绝对效应	
			西药	中药+西药（95% CI）
肺功能:FEV₁占预计值% 疗程:平均10周	2283 （21 RCTs）	⊕⊕○○ 低[12]	72.5	升高 7.14 （5.24,9.03）[4]
肺功能:PEF L/s 疗程:平均6.5周	1562 （14 RCTs）	⊕⊕○○ 低[12]	4.39	升高 0.83 （0.47,1.19）
哮喘控制:ACT总分[5] 疗程:平均16周	561 （5 RCTs）	⊕⊕○○ 低[12]	20.12	升高 2.47 （1.64,3.29）[4]
缓解药物使用量(喷/天) 疗程:12周	194 （2 RCTs）	⊕○○○ 极低[123]	2.53	降低 1.14 （-2.2,-0.09）
急性发作频率 疗程:1年	143 （1 RCT）	⊕⊕○○ 低[13]	4.3	降低 1.2 （-1.82,-0.58）
生存质量:AQLQ[6] 疗程:12周	142 （1 RCT）	⊕⊕○○ 低[13]	154.81	升高 2.22 （-2.3,6.74））

续表

不良事件	有9项研究报道了不良事件,但具体例数不详。不良事件包括:口腔溃疡、失眠、便秘、肌肉震颤、易激惹,口咽干燥、声音嘶哑、手心热、心悸、恶心、胃胀、口腔真菌感染和胸闷[S5,8,10,69,110,115,140,204,414]。

1. 受试者和研究人员未设盲
2. 统计学异质性较大
3. 样本量小限制了结果的准确性
4. 结果不满足最小临床重要差值
5. ACT 总分:5~25 points,得分越高哮喘控制越好。
6. AQLQ:32 个问题,32~224 分,得分越高提示生存质量越好。

参考文献
- FEV$_1$ 占预计值%: S84,110,115,118,132,135,143,157,161,165,170,179,185,193, 196,201,202,204,216,235,256
- PEF L/s: S103,115,118,132,158,165,168,174,178,191,214,222,257,258
- 哮喘控制: S106,110,156,168,251
- 缓解药物使用量: S178,S216 极
- 急性发作频次: S251
- 生存质量: S216

(2)具体的中药复方或中成药

2 项研究表明,根据《支气管哮喘防治指南》对有效率的定义,与单用西药对比,补中益气汤+西药治疗哮喘能提高有效率,RR = 1.21,95% CI [1.04, 1.38],$I^2 = 0\%$[S135,142]。结果显示补中益气汤治疗哮喘有效,但不能说明该方在疗效上优于其他治疗哮喘的方剂。

小结:

根据 RCT 研究的数量和专家意见选择治疗哮喘有代表性的方药,运用 GRADE 临床证据表呈现中药治疗哮喘的效果。

补中益气汤+西药与单用西药比较的研究证据质量低(表 5-10),结果显示,前者与后者相比,对 FEV$_1$ 占预计值%的提高没有统计学意义,其他的结局指标没有报道。

表 5-10 哮喘缓解期补中益气汤+西药 vs 西药结果总结表

结局指标	患者数（研究数）	证据质量（GRADE）	绝对效应	
			西药	补中益气汤+西药
肺功能:FEV$_1$ 占预计值% 疗程:平均 10 周	131 （1 RCT）	⊕⊕○○ 低[12]	69	升高 4.0（−0.3,8.3）
PEF、缓解药物使用量、急性发作频次和生存质量:未报道	−	−	−	−
不良事件	无研究报道不良事件的发生。			

1. 受试者和研究人员未设盲
2. 样本量小限制了结果的精确性

参考文献
■ 肺功能: S135

（3）Meta 分析中疗效较好的中药频数分析

根据结局指标分类,对在 Meta 分析中显示哮喘缓解期疗效较好的中药进行频数分析,结果提示有助于提高肺功能（FEV$_1$,FVC 或 PEF）和有效率的中药有甘草、麻黄,对哮喘控制较好的中药有黄芪、党参和全蝎（表 5-11）。

表 5-11 哮喘缓解期的 Meta 分析疗效较好的常用中药总结表

结局指标	Meta 分析纳入文献数	研究数	中药	研究数
肺功能（FEV$_1$,FVC）	7	54	甘草	24
			麻黄	18
			地龙	14
			黄芪	14
			杏仁	13
			五味子	13
			防风	11
			白术	11
			半夏	10
			当归	9
			陈皮	8
			党参	8
			淫羊藿	8

续表

结局指标	Meta 分析纳入文献数	研究数	中药	研究数
肺功能（PEF）	2	23	甘草	9
			麻黄	9
			半夏	6
			地龙	6
			杏仁	6
			桃仁	5
			细辛	5
			丹参	5
			五味子	5
			黄芪	4
			款冬花	4
哮喘控制测试（ACT）	1	5	黄芪	4
			党参	3
			全蝎	3
			半夏	2
			蝉蜕	2
			甘草	2
			僵蚕	2
			姜黄	2
			蜈蚣	2
有效率	4	29	麻黄	6
			甘草	5
			僵蚕	5
			地龙	4
			五味子	4
			蝉蜕	3
			杏仁	3
			淫羊藿	3
			紫苏子	3

（4）中药治疗哮喘缓解期的安全性

有 22 项研究描述了不良反应的发生情况（17.6%）。其中 13 项研究提到试验过程中未发生不良反应[S54,55,81,143,156,165,170,191,196,214,237,252,254]，其他 9 项研究报道了一些轻微的不良反应，但具体例数不详[S5,8,10,47,69,110,115,140,204]。出现的不良反应包括失眠、头痛、口咽干燥、声音嘶哑、口腔真菌感染、口腔溃疡、易激惹、腹胀、胃口差、恶心、便秘、手心热、肌肉震颤和心悸。大多数研究未说明不良反应是来自中药组或对照组。

口咽干燥、声音嘶哑和口腔真菌感染是已知的吸入性激素的副反应，报道了这些不良反应的研究中也使用了吸入性激素作为基础治疗或对照组用药。在 1 项观察雾化吸入银杏内酯效果的临床研究中，试验组和对照组共有 6 名受试者出现胸闷的症状，每组各有 1 名受试者因此退出试验[S140]。有 2 项研究报道：使用茶碱的对照组出现了纳差、头痛、恶心、腹胀、心悸和失眠等不良反应，而治疗组无不良反应[S47,69]。因此，总体来说，中药的耐受性较好，对成人哮喘患者是安全的。

5. 哮喘急性发作期

（1）总体中药

①肺功能：在哮喘急性发作期，中药可通过口服、静脉注射或雾化吸入等方式给药。肺功能方面，与西药相比，中药联合西药治疗可使 FEV_1 和 FEV_1 占预计值%分别提高 0.31L 和 6.47%，FVC 上升 0.33L（表 5-12）。在与 β_2 受体激动剂、激素、抗生素、茶碱类等西药对比时，单用中医治疗可使 FEV_1 上升 0.13L，95% CI［0.02,0.24］，但 FEV_1 占预计值%仅上升 2.69%。与西药相比，单用中药或中西医结合治疗，PEF 可分别上升 0.45 L/s 和 0.66 L/s（表 5-12）。尽管研究表明中药有效，但由于合并的研究在干预措施、疗程和哮喘严重程度等方面不同，异质性较高。Meta 分析中显示疗效较好的常用中药有麻黄、半夏、甘草、杏仁和黄芩。

2 项研究以中药和安慰剂作比较，其中 1 项是祛喘汤+西药与安慰剂+西药对比，PEF 上升了 1.01L/s，95% CI［0.57,1.45］[S136]；另 1 项是益气平喘颗粒与安慰剂对比，PEF 上升了 0.43L/s，但无统计学意义。

表 5-12　口服中药治疗哮喘急性发作期对肺功能的效果

干预措施	结局指标	文献数	病例数	MD [95% CI]	I²%	纳入研究
中药 vs 西药	FEV₁L	12	983	0.13 [0.02,0.24]*	78	S13,24,26,27,36,38~40,45,51,71,82
中药 vs 西药	FEV₁%	6	711	2.69 [-0.02,5.40]	71	S13,16,21,51,67,80
中药 vs 西药	FVC L	4	381	0.17 [-0.00,0.33]	68	S13,38,40,82
中药 vs 西药	PEF L/s	9	741	0.45 [0.21,0.69]*	76	S13,26,36,38,39,40,45,71,82
中药+西药 vs 西药	FEV₁L	30	2290	0.31 [0.22,0.39]*	88	S87,102,108,113,116,117,119,123,124,127,128,129,131,133,145,146,149,164,175,182,190,200,209,213,221,223,234,239,241,243,244
中药+西药 vs 西药	FEV₁%	20	1708	6.47 [3.90,9.04]*	93	S87,96,102,104,116,119,123,131,145,160,164,181,190,223,234,236,241,247,255
中药+西药 vs 西药	FVC L	8	620	0.33 [0.22,0.44]*	33	S102,123,128,133,221,234,241,243
中药+西药 vs 西药	PEF L/s	16	1251	0.66 [0.44,0.88]*	70	S113,117,119,123,124,128,129,133,146,151,190,209,213,221,241,244

*有统计学意义

　　与单用西药对比,中药静脉注射联合西药治疗可提高 FEV₁0.35L,95%CI [0.19,0.50],FVC 提高 0.48L,但 FEV₁ 占预计值%没有明显提高。雾化吸入中药与吸入 β₂ 受体激动剂治疗 7 天后对比,肺功能 FEV₁ 或 FEV₁ 占预计值%均无明显提高(表 5-13)。以上中药注射液包括痰热清注射液、灯盏花素、复方丹参注射液、喘可治注射液。用于雾化吸入的中药有藿香正气口服液、黄喘平雾化剂,中药包括辛荑、麻黄、杏仁、细辛、黄芩。

表 5-13 中药静脉注射或雾化吸入对肺功能的效果

干预措施	结局指标	研究数	患者数	MD [95% CI]	I^2%	纳入研究
中药静脉注射+ 西药 vs 西药	FEV_1 L	3	177	0.35 [0.19,0.50] *	0	S85,105,139
	FEV_1%	2	63	3.31 [−0.15,6.76]	90	S139,224
	FVC L	2	124	0.48 [0.32,0.63] *	0	S85,105
中药雾化吸入 vs 西药	FEV_1 L	2	159	−0.23 [−0.94,0.49]	91	S17,57
	FEV_1%	2	159	2.37 [−0.63,5.36]	52	S17,57

* 有统计学意义

②生存质量:在哮喘急性发作期未见以生存质量作为结局指标的临床研究。

③哮喘控制情况:有 4 项研究以 ACT 总分作为结局指标。与单用西药相比,中药联合西药治疗哮喘能使 ACT 总分提高 3.11 分,95% CI [1.27,4.94],I^2 = 93%[S117,124,128,255]。

④缓解药物使用量:有 1 项研究以缓解药物使用量作为结局指标。结果显示加减乌梅丸联合布地奈德组与布地奈德组对比,两组均可减少沙丁胺醇用量,但两组差异无统计学意义(MD = 0.04 喷/天,95% CI [−0.50,0.42])[S244]。

⑤有效率:大部分研究以有效率作为结局指标,有效率的定义主要根据 3 个指南:《支气管哮喘防治指南》、《中药新药临床研究指导原则》和《中医病证诊断疗效标准》。研究提示中药联合西药治疗能够改善哮喘的症状,提高有效率。改善最多的可达对照组的 1.21 倍,95% CI [1.08,1.35],该研究是根据《中医病证诊断疗效标准》中关于有效的定义。

根据《支气管哮喘防治指南》的定义,中药组的有效率是西药组的 1.16 倍,95% CI[1.02,1.31] (表 5-14)。但各项研究的异质性较高,亚组分析亦不能减低异质性,使结果的可靠性受限。Meta 分析有效的常用中药包括麻黄、甘草、半夏、杏仁和五味子。

根据《中药新药临床研究指导原则》和《中医病证诊断疗效标准》对有效的定义,中药与西药相比差异无统计学意义(表5-14)。2项研究显示,中药静脉注射联合西药与单用西药对比,有效率差异无统计学意义,RR = 1.10,95% CI [0.98,1.24],I^2 = 0%[S90,139]。

表5-14　口服中药治疗哮喘急性发作期对有效率的效果

干预措施	结局指标	研究数	患者数	MD [95% CI]	I^2%	纳入研究
中药 vs 西药	有效率[1]	6	739	1.16 [1.02,1.31]*	72	S19,21,39,43,73,259
中药 vs 西药	有效率[2]	5	474	1.06 [0.98,1.14]	54	S26,36,40,67,71
中药 vs 西药	有效率[3]	2	172	1.46 [0.82,2.58]	90	S15,62
中药 + 西药 vs 西药	有效率[1]	31	2453	1.15 [1.10,1.20]*	56	S87,88,94,95,96, 104,108,116,125, 127,128,129,131, 138,145,149,150, 151,164,173,182, 183,197,199,207, 208,221,228,245, 247,259
中药 + 西药 vs 西药	有效率[2]	9	685	1.14 [1.05,1.24]*	55	S92,113,124,134, 146,160,175,243, 255
中药 + 西药 vs 西药	有效率[3]	4	564	1.21 [1.08,1.35]*	51	S84,116,152,246

* 有统计学意义。有效率的标准分别参考1.《支气管哮喘防治指南》;2.《中药新药临床研究指导原则》;3.《中医病证诊断疗效标准》

小结:

中药+西药治疗哮喘急性发作期与西药对比的 GRADE 结果总结表提示:中药联合西药与单用西药对比的证据级别为极低至低,对 FEV_1 占预计值%和 PEF 的提高有统计学意义,但 ACT 总分两者差异无统计学意义(表5-15)。常用的中药包括麻黄、杏仁、半夏和甘草。

表 5-15 哮喘急性发作期中药+西药 *vs* 单用西药结果总结表

结局指标	患者数（研究数）	证据质量（GRADE）	绝对效应	
			西药	口服中药+西药与西药对比（95% CI）
肺功能:FEV₁ 占预计值% 疗程:平均 4.75 周	1708 （20 RCTs）	⊕⊕○○ 低 [1,2]	77.9	提高 6.47 （3.90,9.04）[4]
肺功能:PEF L/s 疗程:平均 3.8 周	1251 （16 RCTs）	⊕⊕○○ 低 [1,2]	5.6	提高 0.66 （0.44,0.88）
哮喘控制情况:ACT[5] 疗程:平均 9.5 周	281 （4 RCTs）	⊕⊕○○ 极低 [1,2,3]	23.8	提高 3.11 （1.27,4.94）
缓解药物使用量（喷/天） 疗程:平均 12 周	40 （1 RCT）	⊕⊕○○ 低 [1,3]	2.8	减少 0.04 （−0.5,0.42）
生存质量:未报道	—	—	—	—
不良事件	共有 10 项研究描述了不良事件。其中 6 项研究报道无不良事件发生[S121,134,175,210,213,255]。7 项研究报道了不良事件,包括腹胀、皮疹、恶心、呕吐、头痛、心悸、咽喉刺痛、声音嘶哑等。对照组中出现的不良反应相似,包括失眠、心率增快等[S89,128,160,182,194,200,243]。			

1. 受试者和研究人员未设盲
2. 统计学异质性较大
3. 样本量小限制了结果的精确性
4. 结果不满足最小临床重要差值
5. ACT 总分:5~25 分,得分越高哮喘控制越好。

参考文献
- 肺功能（FEV₁ 占预计值%）：S87,96,102,104,116,119,123,131,145,131,160,164,181,190,223,234,236,241,247,255
- 肺功能（PEF L/s）：S113,117,119,123,124,128,129,133,146,151,190,209,213,221,241,244
- 哮喘控制情况：S117,124,128,255
- 缓解药物使用量：S244

(2)具体的中药复方

小青龙汤、射干麻黄汤、定喘汤和麻杏石甘汤是许多临床试验常用的中药方剂。采用 Meta 分析评价小青龙汤、射干麻黄汤和麻杏石甘汤的治疗效果,而定喘汤的研究由于采用不同的结局指标,因此不能合并效应量进行 Meta分析。

小青龙汤联合西药组的有效率是单用西药组 1.18 倍,95% CI [1.05,1.32][S138,228](表 5-16)。麻杏石甘汤联合西药治疗哮喘的有效率与小青龙汤相似,是西药的 1.20 倍,95% CI [1.04,1.38][S104,145](表 5-16)。麻杏石甘汤+西药与西药对比,FEV_1 占预计值%上升了 8.30%,95% CI [2.06,14.53][S104,145]。射干麻黄汤联合西药与单用西药对比,能使 FEV_1 上升 0.82L,有效率是后者的 1.20倍,95% CI [1.06,1.36](表 5-16)。

表 5-16 中药复方治疗哮喘急性发作期对肺功能和有效率的影响

干预措施	结局指标	研究数	患者数	MD[95% CI]	I^2%	纳入研究
小青龙汤+西药 vs 西药	有效率	2	147	1.18 [1.05,1.32]*	0	S138,228
麻杏石甘汤+西药 vs 西药	FEV_1%	2	120	8.30 [2.06,14.53]*	82	S104,145
	有效率	2	120	1.20 [1.04,1.38]*	0	S104,145
射干麻黄汤+西药 vs 西药	FEV_1L	2	147	0.82 [0.52,1.11]	33	S124,131
	有效率	2	168	1.20 [1.06,1.36]	0	S131,245

* 有统计学意义

小结:

中药加西药与西药对比治疗哮喘急性发作期的 GRADE 结果总结表提示:与单用西药比较,麻杏石甘汤联合西药治疗哮喘急性发作期能提高 FEV_1占预计值%预计值,但证据质量为极低(表 5-17),研究未报道其他结局指标。其他方药还包括射干麻黄汤联合常规西药治疗与单用常规治疗比较,可提高FEV_1(证据质量:低)。定喘汤联合常规治疗与常规治疗比较,对肺功能 FEV_1和 PEF 无明显改善(证据质量:低)。小青龙汤联合常规治疗与常规治疗比较,可提高肺功能 FEV_1(证据质量:低)(表 5-18)。

表 5-17　哮喘急性发作期麻杏石甘汤+西药 vs 西药结果总结表

结局指标	患者数（研究数）	证据质量（GRADE）	绝对效应	
			西药	麻杏石甘汤+西药
肺功能:FEV$_1$ 占预计值% 疗程:平均 11 天	120（2 RCTs）	⊕○○○ 极低[123]	68.4	升高 8.3（2.06,14.53）
PEF、缓解药物使用量、急性发作频次、AQLQ:均未报道	—	—	—	—
不良事件	无研究报道不良事件的发生。			

1. 受试者和研究人员未设盲
2. 统计学异质性较大
3. 样本量小限制了结果的精确性

参考文献
　■ 肺功能 FEV$_1$ 占预计值%：S104,145

表 5-18　哮喘急性发作期其他中药复方结果总结表

干预措施	对照措施	结局指标	研究个数	MD(95%CI)	证据质量
射干麻黄汤+常规治疗	常规治疗	FEV$_1$(L)	2(S124,131)	0.82[0.52,1.11]*	低
定喘汤+常规治疗	常规治疗	FEV$_1$(L)	1(S209)	−0.09[−0.31,0.13]	低
定喘汤+常规治疗	常规治疗	PEF(L/min)	1(S209)	13[−15.78,41.78]	低
小青龙汤+常规治疗	常规治疗	FEV$_1$(L)	1(S243)	0.27[0.10,0.44]*	低

（3）Meta 分析中疗效较好的中药频数分析

根据结局指标分类,对 Meta 分析中显示治疗哮喘急性发作期有效的中药进行频数分析,结果提示可提高肺功能和有效率的常用中药是麻黄、甘草(表5-19)。

表 5-19　哮喘急性发作期 Meta 分析疗效较好的常用中药总结表

结局指标	Meta 分析纳入文献数	研究数	中药	研究数
肺功能（FEV$_1$,FVC）	4	44	麻黄	30
			甘草	23
			半夏	22

续表

结局指标	Meta 分析纳入文献数	研究数	中药	研究数
			杏仁	22
			黄芩	18
			地龙	16
			紫苏子	15
			五味子	13
			陈皮	12
			桃仁	10
			细辛	10
肺功能(PEF)	5	33	麻黄	24
			甘草	19
			半夏	18
			黄芩	17
			地龙	16
			杏仁	16
			细辛	11
			紫苏子	11
			射干	9
			五味子	8
有效率	5	51	麻黄	34
			甘草	28
			半夏	26
			杏仁	22
			五味子	18
			紫苏子	15
			地龙	14
			陈皮	12
			细辛	12
			白芍	11
			黄芩	11
			款冬花	11

（4）中药治疗哮喘急性发作期的安全性

有 23 项研究（17%）描述了不良反应[24,27,36,38,44,46,82,89,121,128,134,160,162,175,182,194,200,210,213,224,234,243,255]，其中 14 项研究称试验过程无不良事件发生[24,27,38,44,82,121,134,162,175,210,213,224,234,255]。1 项研究报道使用灵芝补肺汤+西药后，出现了 3 例轻微的腹胀，另 1 例在使用安慰剂+西药后出现腹部不适[89]。有 2 项研究报道了 3 例不良反应，分别是在使用中药+西药后出现恶心欲呕，以及单用西药后出现呕吐[182,200]。1 项研究报道治疗组在使用麻杏石甘汤、氨茶碱、吸入沙丁胺醇和沙美特罗/氟替卡松后，出现头痛、心悸、咽部刺激各 1 例，对照组单用以上西药后，出现头痛 1 例，心悸、咽部刺激和声嘶各 2 例[194]。试验组在服用补肾平喘汤+吸入布地奈德+口服氨茶碱后，出现 1 例皮疹，2 例恶心，对照组使用以上西药后，出现 5 例恶心，4 例皮疹，2 例瘙痒，心悸和失眠各 1 例[128]。此外，有 4 项研究未详细报道不良反应的例数及组别，仅记录了不良反应有手颤、心悸、高血压、恶心呕吐、胃脘不适、心律不齐、失眠、烦躁、咽喉不适以及声嘶[36,46,160,243]。

（二）基于非随机对照试验（CCT）的临床证据

1. 基本特征

共纳入 21 项中药治疗哮喘的非随机对照试验，其中缓解期 7 项[264,268,271,260,273,276,279]，急性发作期 13 项[261-263,265,266,267,269,270,272,274,277,278,280]，1 项兼有急性发作期和缓解期[275]。共纳入 2403 名受试者。

研究采用了许多不同的中医方药。大部分研究采用口服汤药（18 项，82%），另外还有 2 项为中药静脉注射，1 项中药肌内注射，1 项中药雾化吸入。研究涉及 76 味中药，其中最常用的中药为麻黄、甘草、杏仁、五味子、地龙、黄芪和半夏。除 1 项研究的对照措施为安慰剂外，其余所有研究均以西药作为对照措施[262]。有 12 项研究是比较中药联合西药与单用西药治疗哮喘的效果。

哮喘的病程为 16 个月~20 年，受试者年龄为 20~75 岁。其中有 1010 名男性，693 名女性，其余 70 名受试者未报道性别。只有 3 项研究描述了中医证候，包括肺脾肾虚[265,272]和寒哮证[276]。

2. 结局指标

①肺功能:中药治疗哮喘缓解期的研究无法合并效应量进行 Meta 分析。1 项研究结果显示,补肺汤联合西药可使哮喘缓解期 FEV_1 提高 8.22%,95% CI[1.66,14.78][S270],急性发作期 FEV_1 可提高 10.75%,95% CI[6.57,14.93][S263]。平喘汤与舒利迭比较治疗哮喘缓解期的效果,FEV_1 占预计值% 降低了 2.23%,95% CI[-10.57,6.11][S279]。另一项研究显示,喘可治注射液肌内注射治疗哮喘缓解期患者,与安慰剂对比,肺功能无明显改善[S262]。

中药治疗哮喘急性发作期的研究的 Meta 分析结果提示:中药联合西药治疗与单用西药对比,FEV_1 占预计值% 上升了 11.06%,95% CI[7.44,14.68][S263,S274](表5-20)。另 3 项研究结果显示,中药联合西药治疗与西药对比,PEF 上升了 0.26L,95% CI[0.09,0.42][S263,265,274]。

表 5-20 口服中药治疗哮喘急性发作期对肺功能的效果

分期	干预措施	结局指标	研究数	患者数	MD[95% CI]	I^2%	纳入研究
急性发作期	中药+西药 vs 西药	FEV_1%	2	150	11.06[7.44,14.68]*	0	S263,S274
急性发作期	中药+西药 vs 西药	PEF L/s	3	214	0.26[0.09,0.42]*	0	S263,265,274

* 有统计学意义

②生存质量:无相关研究以生存质量作为结局指标。

③哮喘控制情况:1 项研究以 ACT 总分作为结局指标,结果显示七味都气丸合六君子汤联合舒利迭治疗哮喘,与舒利迭对比,ACT 总分提高了 1.48 分,95% CI[0.22,2.74][S265]。

④缓解药物使用量:1 项研究以慢性哮喘患者沙丁胺醇使用量作为结局指标,结果提示:喘可治注射液肌内注射+吸入激素与安慰剂+吸入激素比较,沙丁胺醇减少了 0.4 喷/天,95% CI[0.72,0.88][S262]。

⑤有效率:3 项研究以《支气管哮喘防治指南》中有效率的定义作为结局指标,评价中药治疗哮喘急性发作期的疗效。结果显示,中药联合西药的有效率是单用西药的 1.16 倍,95% CI[1.08,1.25][S261,277,280]。

1 项以《中医病证诊断疗效标准》中有效率的定义为结局指标的研究结果

显示,中西医结合治疗哮喘缓解期的有效率是单用西药的 1.05 倍,95% CI [0.98,1.12][S272]。

有 2 项研究以《中药新药临床研究指导原则》的有效率为结局指标,但研究的分期和干预措施不同而不能合并效应量进行 Meta 分析[S271,276]。1 项研究显示,中药辨证论治联合常规治疗哮喘缓解期,有效率是常规治疗的 1.27 倍,95% CI [1.04,1.54][S271]。

3. 非随机对照试验的中药治疗哮喘的安全性

5 项(23.8%)非随机对照试验报道了不良反应发生的情况[S262,264,265,270,272],其中 2 项研究报道无不良反应[S264,265],另 3 项研究报道了 12 例不良反应[S262,270,272]。在 1 项喘可治注射液肌内注射治疗哮喘的研究中,每日肌注 1 次,疗程 4 周,治疗期间安慰剂对照组出现了 2 例哮喘急性发作[S262]。另一项研究中,试验组采用补肺汤口服+表面激素吸入,4 例出现轻微口干,对照组采用表面激素吸入,3 例出现失眠,1 例出现腹胀[S270]。一项研究为中西医结合治疗(细辛脑静滴+中药辨证口服+常规治疗)与常规治疗对比治疗哮喘,2 例受试者出现不适应中药的情况,后经一剂多服调整后改善。[S272]。所有的非随机对照试验未报告治疗组因不良反应而退出。

(三) 基于无对照研究的临床证据

1. 基本特征

共纳入 75 项无对照研究,包括 4052 名符合纳入标准的受试者[S281-355]。由于已有足够多的随机对照试验提供更高质量的证据,故本节仅描述无对照研究的基本特征,不对结果进行分析。

22 项研究描述了中医辨证,常见证型有冷哮证、热哮证、肺肾两虚证和痰浊阻肺证。58 项研究采用中药汤剂,6 项研究采用中药注射液,4 项研究采用中药颗粒剂,3 项采用胶囊或片剂,2 项采用口服液,2 项采用膏方。涉及的方药较多,只有 9 条方用于 2 个或 2 个以上的研究。最常用的方药是定喘汤(4 项),其次是喘可治注射液(3 项)。无对照研究中共采用 150 多味中药,常用的中药包括麻黄(43 项研究)、甘草(32 项研究)、半夏(27 项研究)、杏仁(27 项研究)、陈皮(18 项研究)和地龙(18 项研究)。

2. 无对照研究的中药治疗哮喘的安全性

共有 7 项研究描述了不良反应的情况[S284,310,317,321,347,354,355]，其中 4 项研究报道无不良反应发生，其余研究出现的不良反应较轻微。不良反应包括头晕、胸闷、恶心、头痛和汗出。服用辛夷花提取物后，103 例受试者出现了不良事件，其中 29 人可能或很可能与服用该药有关，包括 7 例消化不良，4 例上腹疼痛，4 例恶心，2 例便秘，还有呕吐、腹痛、吞咽困难、感觉异常、偏头痛、面部浮肿、瘙痒、荨麻疹、皮疹、表皮脱落、肌痛和呼吸困难各 1 例。

四、主要结果总结

1. 常见证型

中药治疗成人哮喘的临床研究急性发作期的常见证型是冷哮证、热哮证、痰浊阻肺证，缓解期最常见的证型是肺脾肾虚证。

2. 证据质量和总结（GRADE）

缓解期：

● 中药有助于哮喘控制（ACT），但改善程度不高，常用中药有党参、熟地、山萸肉、麻黄等（证据质量：中）。

● 中药联合常规西药治疗有助于减少缓解药物用量和急性发作频率，提高生存质量，同时可改善肺功能（FEV_1 占预计值%，PEF）和哮喘控制情况（ACT），但改善程度不高，常用中药包括甘草、麻黄、黄芪、半夏和杏仁（证据质量：极低~低）。

● 补中益气汤加常规西药与单用西药对比，对肺功能（FEV_1 占预计值%）的改善未显示出明显优势（证据质量：低）。

急性发作期：

● 中药联合西药有助于改善 FEV_1 占预计值%和 PEF，但改善程度不高，常用中药包括麻黄、杏仁、半夏和甘草（证据质量：极低~低）。

● 射干麻黄汤联合常规西药治疗可能提高肺功能 FEV_1（证据质量：低）。

● 麻杏石甘汤联合常规西药治疗可能提高 FEV_1 占预计值%（证据质量：极低）。

- 小青龙汤联合常规治疗可能有助于提高肺功能 FEV_1（证据质量：低）。

- 定喘汤联合常规治疗与常规治疗相比，对肺功能 FEV_1 和 PEF 无明显改善（证据质量：低）。

3. 常用中药

在 Meta 分析中显示对成人哮喘缓解期疗效较好的中药有甘草、麻黄、黄芪、党参等。急性加重期则有麻黄、甘草、半夏、杏仁等。

4. 安全性

中药治疗哮喘的不良反应较轻微，如腹胀、纳差、恶心、便秘等。总体来说，中药的耐受性较好，对成人哮喘是安全的。

参 考 文 献

1. Huntley A，Ernst E.Herbal medicines for asthma：a systematic review.Thorax，2000，55（11）：925-929.

2. Arnold E，Clark CE，Lasserson TJ，et al.Herbal interventions for chronic asthma in adults and children.Cochrane Database Syst Rev，2008，23（1）：CD005989.

3. Hong ML，Song Y，Li XM.Effects and mechanisms of actions of Chinese herbal medicines for asthma.Chin J Integr Med，2011，17（7）：483-491.

4. 郑筱萸.中药新药临床研究指导原则.北京：中国医药科技出版社，2002.

5. 中华人民共和国中医药行业标准.国家中医药管理局发布.中医病证诊断疗效标准，1994.

6. 中华医学会呼吸病学会哮喘学组.支气管哮喘防治指南.中华结核和呼吸杂志，1997，20（5）：261-267.

第六章　常用中药的药理研究

导语:中药的药理活性可以调节哮喘中炎症和气道高反应性的病理过程。本章针对临床试验中使用最多的十种中药的药理作用进行了综述。在临床试验中常用的中药有麻黄、甘草、杏仁、半夏、地龙、紫苏子、黄芩、五味子、细辛和黄芪。体内/外试验研究中的发现提示了它们潜在的机制,并为它们的临床疗效提供一些可能的解释。现就以上中药与炎症相关的活性及其植物化学成分进行总结。

一、麻黄

麻黄碱和伪麻黄碱是来源于麻黄(*Ephedra sinica* Stapf)的两个主要化合物。麻黄碱是肾上腺素能受体激动剂,并且能够增加去甲肾上腺素释放。麻黄能够刺激中枢神经系统,并且是一种解充血药和一种支气管扩张剂。尽管如此,麻黄还是被报道有副作用,不能够长期服用。在炎症方面,配方麻黄汤能够减少哮喘小鼠模型的呼吸道阻力,以及减少其中的嗜酸性粒细胞、IL-4 和 IL-17。这个结果表明麻黄汤能够调节 Th1/Th2 型细胞因子,终止过敏性哮喘的进程。

二、甘草

甘草(*Glycyrrhiza uralensis* Fisch. ,*Glycyrrhiza inflata* Bat. ,*Glycyrrhiza glabra* L.)含有多种生物活性成分,它们具有抗炎、抗病毒和抗菌活性。在哮喘小鼠模型中,甘草中的成分甘草酸能够减小呼吸道阻力并且能够抑制 Th2 型免疫反应的产生,从而减少肺部炎症。甘草还具有镇咳的作用。甘草中的一种提取物——芹糖甘草苷通过作用于呼吸道外围受体和5-羟色胺能系统的中央受体来减轻豚鼠的咳嗽。

三、杏仁

杏仁(*Prunus armeniaca* L.)含有多个活性化合物,例如糖苷类的苦杏仁苷,苦杏仁苷酶和花生酸。抗炎和抗氧化是杏仁常见的被报道活性。多项研究记录了杏仁在抗癌模型中的作用,这些作用可能对其他类型的炎症如哮喘中的炎症有影响。杏仁中的化合物苦杏仁苷和十八烯酸还具有抗氧化作用。十八烯酸通过下调谷胱甘肽过氧化物酶的浓度来降低细胞内活性氧的氧化作用。

四、半夏

半夏(*Pinellia ternata*(Thunb.)Breit.)含有几种类型的化合物,如三萜、挥发油和植物甾醇。在大鼠中,植物甾醇,β-谷甾醇通过增加抗氧化酶,过氧化氢酶,超氧化物歧化酶和谷胱甘肽过氧化物酶来降低脂质过氧化作用,进而减少氧化应激作用。β-谷甾醇还能够减少哮喘小鼠模型中的嗜酸性粒细胞,细胞内活性氧,细胞因子 IL-4 和 IL-5。

五、地龙

地龙(*Pheretima aspergillum* Perrier)主要含有氨基酸,黄嘌呤和脂类。地龙的流分能够减轻组胺引起的气管环的收缩,保护豚鼠免于组胺和氯化乙酰胆碱引起的哮喘,减少小鼠咳嗽频率。与地龙相似的一个蚯蚓物种,*Lampito mauritii*,能够减轻炎症,并且能够恢复大鼠模型中由炎症引起的组胺水平的上升。虽然这个炎症模型不是关于哮喘,但是结果显示出阳性的抗炎作用,从而凸显出地龙治疗哮喘的可能性。黄嘌呤普遍用于治疗哮喘,来源于其他植物的黄嘌呤已开发成药物,如噻喘酮。虽然没有实验研究来评估来源于地龙的黄嘌呤,但是,这些化合物能够对地龙治疗哮喘的作用做出解释。

六、紫苏子

紫苏子[*Perilla frutescens* L. , *Perilla crispa* (Thunb.) Hand. -Mazz.]含有多种成分,包括黄酮(紫苏素和巢菜素),挥发油和氨基酸。在哮喘实验模型中,紫苏子通过增加 IL-10 和降低 Th2 免疫应答来减轻过敏反应。紫苏子种子油也显示出显著的抗哮喘作用。在敏感豚鼠中,紫苏子油剂量依赖性地减少炎症细胞,如白细胞和嗜酸性粒细胞,并且减少肺部白三烯的释放。给哮喘患者服用 4 周紫苏子油也能够减少白三烯,并且通过改善呼吸系统功能和脂类代谢来减轻哮喘影响。在另一项研究中,紫苏子被注入到小鼠的足三里穴位中。该项研究中,紫苏子能够减少肺部和支气管肺泡灌洗液中的炎症细胞,并且能够减少支气管肺泡灌洗液和血清中的 IgE 和 Th2 型细胞因子,从而总体减轻肺组织的病理变化。综上所述,这些结果表明,紫苏子通过减少嗜酸性粒细胞的炎症反应和 Th2 型细胞因子从而起到抗哮喘炎症作用和免疫调节作用。

七、黄芩

黄芩(*Scutellaria baicalensis* Georgi)含有黄酮类(黄芩苷,汉黄芩素,去甲汉黄芩素),苷类(黄芩苷),挥发油,植物甾醇和氨基酸。苷类黄芩苷是一个活性成分,具有抗炎,抗氧化和抗菌作用。在香烟烟熏所致的炎症模型中(体内和体外),黄芩苷通过减少炎症因子起到显著的抗炎作用。汉黄芩素通过诱导小鼠的嗜酸性粒细胞的凋亡和减轻气道变应性炎症来起到抗炎作用。汉黄芩素可以减少嗜酸性粒细胞,黏液的形成,以及抑制气道高反应性。这个结果表明汉黄芩素具有治疗过敏性炎症的潜力。另一个研究表明,黄芩能够减少氧化剂(一氧化氮,一氧化氮诱导型一氧化氮合酶)的表达,减少炎症因子的合成(IL-1,IL-2,IL-6,IL-12,TNF-α)。作者表明黄芩具有显著的抗炎作用。

八、五味子

五味子[*Schisandra chinensis*（Turcz.）Baill.]的活性成分包括五味子素和戈米辛,它们具有抗炎和抗氧化作用。体内和体外研究表明,五味子素作用于几条炎症通路并且抑制激酶活性,从而降低炎症反应。戈米辛通过减少促炎细胞因子的分泌和抑制上游激酶来减轻炎症反应。在人肺泡上皮细胞和肺炎小鼠模型中,五味子提取物能够减少 NO 和 IL-8 炎性介质的产生。另外,嗜中性粒细胞和巨噬细胞受到抑制,肺部病变减少。

九、细辛

细辛[*Asarum heterotropoides* F. Schm. , *Asarum mandshuricum*（Maxim）Kitag.]含有多种挥发油,如莰烯、α-蒎烯、月桂烯、桉烯和柠檬烯。在小鼠中,柠檬烯能够减少支气管肺泡灌洗液中的细胞因子（IL-5 和 IL-13）,并且能够减少杯状细胞变形,呼吸道平滑肌厚度以及呼吸道纤维化,表明柠檬烯可以降低气道重塑和气道高反应性。从与细辛类似的物种-红球姜中分离得到的化合物-花姜酮,具有抗癌、抗炎和抗氧化作用。在哮喘小鼠模型中,花姜酮能够减少 IgE,降低气道高反应性,减少嗜酸性粒细胞以及黏液分泌。综上所述,花姜酮通过调节 Th1/Th2 型细胞因子起到抗过敏作用。

十、黄芪

黄芪[*Astragalus membranaceus*（Fisch.）Bge. , *Astragalus mongholicus*（Bge.）Hsiao]含有活性成分三萜皂苷和黄芪皂苷。在哮喘实验模型中,黄芪能够改善气道炎症,哮喘和过敏。一项研究表明,黄芪可以减少肺部的 IgE,嗜酸性粒细胞和胶原沉积。黄芪中的化合物黄芪甲苷能够显著地降低气道高反应性,减少嗜酸性粒细胞,支气管肺泡灌洗液中的 IL-4 和 IL-13,以及血清中的 IgE。黄芪甲苷还可以抑制气道重塑,平滑肌增生和肥大以及杯状细胞增生,因而减少哮喘小鼠模型中的黏液。另一项研究表明,黄芪提取物能够减少支气管肺泡灌洗液中的炎症细胞(嗜酸性粒细胞和淋巴细胞),以及通过减少过敏细胞因子(IL-4 和 IL-5)和杯状细胞增生来降低气道高反应性。综上所述,目前研究证实了黄芪及其成分对典型哮喘炎症具有显著的生物活性。

十一、总结

中药及其成分能够显著地减轻炎症。这些作用主要是由于它们可以下调炎症介质和细胞因子。中药还能够降低气道高反应性,过敏反应,以及氧化应激。这些实验结果显示出有效的生物活性,从而证实了这些中药在哮喘临床试验中的积极作用。

参 考 文 献

1. Ziment I,Tashkin DP.Alternative medicine for allergy and asthma.J Allergy Clin Immunology, 2000,106(4):603-614.

2. Ma CH,Ma ZQ,Fu Q,et al.Ma Huang Tang ameliorates asthma though modulation of Th1/ Th2 cytokines and inhibition of Th17 cells in ovalbumin-sensitized mice.Chin J Natural Med, 2014,12(5):361-366.

3. Asl MN,Hosseinzadeh H.Review of pharmacological effects of Glycyrrhiza sp.and its bioactive compounds.Phytotherapy Research,2008,22(6):709-724.

4. Ma C,Ma Z,Liao XL,et al.Immunoregulatory effects of glycyrrhizic acid exerts anti-asthmatic effects via modulation of Th1/Th2 cytokines and enhancement of CD4(+)CD25(+)Foxp3+ regulatory T cells in ovalbumin-sensitized mice.J Ethnopharmacol,2013,148(3):755-762.

5. Kamei J,Nakamura R,Ichiki H,et al.Antitussive principles of Glycyrrhizae radix,a main component of the Kampo preparations Bakumondo-to (Mai-men-dong-tang).Euro J Pharmacology, 2003,469(1-3):159-163.

6. Lim T.Edible Medicinal And Non-Medicinal Plants.Dordrecht:Springer,2012.

7. Duval C,Auge N,Frisach MF,et al.Mitochondrial oxidative stress is modulated by oleic acid via an epidermal growth factor receptor-dependent activation of glutathione peroxidase.The Biochemical Journal,2002,367(Pt 3):889-894.

8. Zhou J, Xie G, Yan X. Encyclopedia of Traditional Chinese Medicine: Molecular structures, pharmacological activities, natural sources and applications. Berlin: Springer, 2011.

9. Baskar AA, Al Numair KS, Gabriel Paulraj M, et al. beta-sitosterol prevents lipid peroxidation and improves antioxidant status and histoarchitecture in rats with 1, 2-dimethylhydrazine-induced colon cancer. J Med Food, 2012, 15(4):335-343.

10. Yuk JE, Woo JS, Yun CY, et al. Effects of lactose-beta-sitosterol and beta-sitosterol on ovalbumin-induced lung inflammation in actively sensitized mice. Int Immunopharmacol, 2007, 7(12):1517-1527.

11. Bensky D, Clavey S, Stoger E. Chinese herbal medicine: Materia medica. 3rd ed. Seattle: Eastland Press, 2004.

12. Chu X, Xu Z, Wu D, et al. In vitro and in vivo evaluation of the anti-asthmatic activities of fractions from Pheretima. J Ethnopharmacol, 2007, 111(3):490-495.

13. Balamurugan M, Parthasarathi K, Cooper EL, et al. Anti-inflammatory and anti-pyretic activities of earthworm extract-Lampito mauritii (Kinberg). J Ethnopharmacol, 2009, 121 (2):330-332.

14. Barnes PJ. Drugs for asthma. Br J Pharmacol, 2006 Jan, 147 Suppl 1:S297-303.

15. Kim MK, Yoon TY, Choi B. Asthma diagnosis and treatment - 1006. Perillae semen abolished allergic asthmatic response in murine model. World Allergy Organ J, 2013, 6 Suppl 1:P6.

16. Deng YM, Xie QM, Zhang SJ, et al. Anti-asthmatic effects of Perilla seed oil in the guinea pig in vitro and in vivo. Planta medica, 2007, 73(1):53-58.

17. Okamoto M, Mitsunobu F, Ashida K, et al. Effects of perilla seed oil supplementation on leukotriene generation by leucocytes in patients with asthma associated with lipoMetabolism. Int Arch Allergy Immunol, 2000, 122(2):137-142.

18. Yim YK, Lee H, Hong KE, et al. Anti-inflammatory and Immune-regulatory Effects of Subcutaneous Perillae Fructus Extract Injections on OVA-induced Asthma in Mice. Evid Based Complement Alternat Med, 2010, 7(1):79-86.

19. Kang MJ, Ko GS, Oh DG, et al. Role of Metabolism by intestinal microbiota in pharmacokinetics of oral baicalin. Arch Pharm Res, 2014, 37(3):371-378.

20. Lixuan Z, Jingcheng D, Wenqin Y, et al. Baicalin attenuates inflammation by inhibiting NF-κB activation in cigarette smoke induced inflammatory models. Pulm Pharmacol Ther. 2010, 23(5):411-419.

21. Lucas CD, Dorward DA, Sharma S, et al. Wogonin Induces Eosinophil Apoptosis and Attenuates Allergic Airway Inflammation. Am J Respir Crit Care Med, 2015, 191(6):626-636.

22. Kim EH, Shim B, Kang S, et al. Anti-inflammatory effects of Scutellaria baicalensis extract via suppression of immune modulators and MAP kinase signaling molecules. J Ethnopharmacol, 2009, 126(2):320-331.

23. Guo LY, Hung TM, Bae KH, et al. Anti-inflammatory effects of schisandrin isolated from the fruit of Schisandra chinensis Baill. Eur J Pharmacol, 2008, 591(1-3):293-299.

24. Oh SY, Kim YH, Bae DS, et al. Anti-inflammatory effects of gomisin N, gomisin J, and schisandrin C isolated from the fruit of Schisandra chinensis. Biosci Biotechnol Biochem, 2010, 74(2):285-291.

25. Bae H, Kim R, Kim Y, et al. Effects of Schisandra chinensis Baillon (Schizandraceae) on lipopolysaccharide induced lung inflammation in mice. J Ethnopharmacol, 2012, 142(1):41-47.

26. Hirota R, Nakamura H, Bhatti SA, et al. Limonene inhalation reduces allergic airway inflammation in Dermatophagoides farinae-treated mice. Inhal Toxicol, 2012, 24(6):373-381.

27. Shieh YH, Huang HM, Wang CC, et al. Zerumbone enhances the Th1 response and ameliorates ovalbumin-induced Th2 responses and airway inflammation in mice. Int Immunopharmacol, 2015, 24(2):383-391.

28. Chen SM, Tsai YS, Lee SW, et al. Astragalus membranaceus modulates Th1/2 immune balance and activates PPARgamma in a murine asthma model. Biochem Cell Biol, 2014, 92(5):397-405.

29. Huang X, Tang L, Wang F, et al. Astragaloside IV attenuates allergic inflammation by regulation Th1/Th2 cytokine and enhancement CD4(+)CD25(+)Foxp3 T cells in ovalbumin-induced asthma. Immunobiology, 2014, 219(7):565-571.

30. Yang ZC, Qu ZH, Yi MJ, et al. Astragalus extract attenuates allergic airway inflammation and inhibits nuclear factor kappaB expression in asthmatic mice. Am J Med Sci, 2013, 346(5):390-395.

31. Du Q, Chen Z, Zhou LF, et al. Inhibitory effects of astragaloside IV on ovalbumin-induced chronic experimental asthma. Can J Physiol Pharmacol, 2008, 86(7):449-457.

第七章 针灸治疗成人哮喘的临床研究证据

导语:针灸疗法可见于许多临床研究中,本章主要对针灸治疗成人哮喘的临床研究证据进行评价。通过全面检索 9 个中英文电子数据库,共检出针灸疗法治疗成人哮喘的文献 28 153 篇。按纳排标准筛选后,最终纳入 132 篇临床研究进一步评价。结果表明针灸及相关疗法包括穴位贴敷、穴位注射以及艾灸等在肺功能、哮喘控制、生存质量及有效率方面有积极作用。

一、现有系统评价

过去 30 年间,针灸治疗哮喘受到临床研究者的广泛关注。近年已可见有关热敏灸、针刺或穴位注射治疗哮喘的系统评价。Cochrane 于 2003 年发表了 1 篇针灸治疗哮喘的系统评价,并于 2008 年更新,共纳入 12 篇随机对照试验(RCTs),作者发现对于针灸是否可被推荐尚缺乏足够的证据,还需要进一步的临床研究。另一篇关于热敏灸的系统评价中,共纳入 14 个 RCTs,结果显示热敏灸可提高有效率,但对 ACT 评分和肺功能无明显改善。由此得出结论:与常规治疗比较,热敏灸未能更好地缓解哮喘,建议做更多高质量的 RCTs,更全面地理解热敏灸的效果。另一项系统评价提示:中药穴位注射与常规西药治疗比较,可更好地改善症状以及提高 FVC 和 PEF,但对 FEV_1 无明显改善。尽管有阳性结果,但因 RCTs 数量较少,同时存在一些方法学缺陷,故还不能得出定论。这些系统评价的结果催生了许多新的临床研究。本章将就这些新的和既往相关的研究进行系统评价和 Meta 分析。

二、临床研究文献特征

全面检索 9 个中、英文电子数据库,共命中 28 153 篇文献,除重后余 18 684篇,继而筛选出 1429 篇进行全文浏览。最终纳入 83 项随机对照试验, 3 项非随机对照试验以及 46 项无对照研究(图 7-1)。

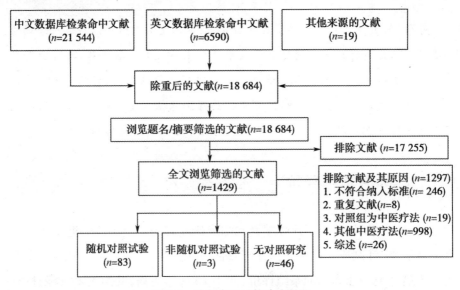

图 7-1　针灸类文献筛选流程图

大部分研究在中国开展,而在以下国家各见有 1 项研究:英国、朝鲜、巴西、瑞士、新西兰、伊朗、以色列和澳大利亚。我们仅对随机对照试验和非随机对照试验的结果合并进行 Meta 分析,而对无对照研究仅总结了基本特征,未对结果进行合并分析。

纳入的研究包含以下 22 种不同的针灸及相关疗法:

- 穴位贴敷($n=44$)
- 针刺($n=16$)
- 穴位注射($n=15$)
- 艾灸($n=14$)
- 埋线($n=12$)

- 三伏天灸($n=7$)

- 针刺和艾灸($n=4$)

- 激光针灸($n=3$)

- 艾灸+穴位贴敷($n=3$)

- 电针($n=2$)

- 离子导入疗法($n=2$)

- 穴位磁贴($n=1$)

- 穴位按压($n=1$)

- 针刺与穴位注射($n=1$)

- 穴位注射($n=1$)

- 耳穴贴压($n=1$)

- 眼针($n=1$)

- 火针($n=1$)

- 热熨($n=1$)

- 穴位注射与穴位贴敷($n=1$)

- 头针($n=1$)

- 经皮神经电刺激($n=1$)

这些疗法中大多数从古代沿用至今,也有一些疗法如耳穴贴压、穴位注射是上世纪出现的新疗法,激光针灸和电针亦是中医临床实践中出现的新技术。

在各种针灸及相关疗法中最常用穴位有 BL13 肺俞(106 项研究)、EX-B1 定喘(61 项研究),ST36 足三里(50 项研究)和 CV22 天突(43 项研究)。常见的中医证型有肺脾肾虚、寒哮和热哮。详见表 7-1。

表 7-1 针灸治疗哮喘临床试验特征总结

研究数	患者数	常见证型(研究数)	常用穴位(研究数)*
132	12 846	1. 肺脾肾虚($n=8$)	1. BL13 肺俞($n=106$)
		2. 冷哮或热哮($n=4$)	2. EX-B1 定喘($n=61$)
		3. 肺脾肾虚,痰饮或痰热阻肺($n=5$)	3. ST36 足三里($n=50$)
		4. 肾虚($n=2$)	4. CV22 天突($n=43$)
		5. 风寒、风热或痰($n=2$)	5. GV14 大椎($n=41$)
			6. BL20 脾俞($n=36$)

续表

研究数	患者数	常见证型(研究数)	常用穴位(研究数)*
			7. ST40 丰隆 ($n=35$)
			8. CV17 膻中 ($n=26$)
			9. BL23 肾俞 ($n=22$)
			10. BL43 膏肓 ($n=18$)
			11. BL12 风门 ($n=16$)
			12. BL17 膈俞 ($n=13$)
			13. LI11 曲池 ($n=10$)
			14. LI4 合谷 ($n=10$)
			15. LU7 列缺 ($n=10$)
			16. LU10 鱼际 ($n=9$)
			17. LU6 孔最 ($n=9$)
			18. LU9 太渊 ($n=9$)
			19. PC6 内关 ($n=8$)
			20. BL15 心俞 ($n=6$)
			21. LU1 中府 ($n=6$)
			22. LU5 尺泽 ($n=6$)

*其他穴位在研究中出现的频次 ≤5 次

三、最新临床研究证据

(一) 基于随机对照试验(RCT)的临床证据

1. 基本特征

83 项随机对照试验对针灸及其相关疗法治疗成人哮喘进行评价,共纳入 8794 名受试者(S356-437,441)。其中 21 项为急性发作期的研究,62 项为缓解期(表 7-2)。注:由于国际指南中哮喘的分期无慢性持续期,故将国内临床研究中的慢性持续期合并入缓解期中,统称为缓解期。

受试者的诊断标准根据国际认可的指南如全球哮喘防治创议(GINA)等。哮喘的疗程为 6 个月~32 年,急性发作期纳入的患者为症状加重持续至少 2 天。年龄 17~85 岁,男性与女性比例接近,分别为 3898 人和 3762 人(有 1134 名受试者患者未说明性别)。16 项研究描述了中医证型,包括肺脾肾虚、冷哮或热哮。

针灸疗法分为以下 12 类,1 项研究因设计了多个试验组,拆分后共有 83 个临床试验:

- 穴位贴敷(27 项研究)

- 艾灸(15 项研究)

- 针刺(14 项研究),电针(2 项研究)

- 穴位注射(11 项研究)

- 埋线(7 项研究)

- 穴位按压(1 项研究),耳穴贴压(1 项研究)

- 穴位磁贴(1 项研究)

- 眼针(1 项研究)

- 火针(1 项研究)

- 激光针灸(1 项研究)

- 头针(1 项研究)

文献中报道最多的穴位是 BL 肺俞和 EX-B1 定喘(表 7-2)。疗程从 1 天~3 年(平均 65 天)。对照组的干预措施包括假针刺($n=9$),安慰针灸($n=6$),西药治疗($n=65$)或无治疗($n=2$)。西药包括支气管舒张剂(沙美特罗、茶碱)和/或激素(布地奈德、氟替卡松)及其混合制剂。

表 7-2　针灸疗法治疗成人哮喘临床研究特征总结

分期	研究数	患者数	常见证型(研究数)	常用穴位(研究数)
急性发作期	21	2269	1. 冷哮($n=2$) 2. 肺脾肾虚($n=1$)	1. BL13 肺俞($n=19$) 2. CV22 天突($n=9$) 3. EX-B1 定喘($n=9$) 4. GV14 大椎($n=9$) 5. CV17 膻中($n=7$) 6. BL12 风门($n=6$) 7. BL17 膈俞($n=4$) 8. BL23 肾俞($n=4$) 9. BL43 膏肓($n=4$) 10. BL20 脾俞($n=3$)*

续表

分期	研究数	患者数	常见证型（研究数）	常用穴位（研究数）
慢性持续期 或缓解期	61	6525	1. 肺脾肾虚（$n=8$） 2. 风寒、风热或风痰（$n=3$） 3. 肺脾肾虚，痰浊阻肺（$n=1$） 4. 冷哮（$n=1$）	1. BL13 肺俞（$n=47$） 2. EX-B1 定喘（$n=26$） 3. CV22 天突（$n=19$） 4. CV17 膻中（$n=18$） 5. BL23 肾俞（$n=16$） 6. GV14 大椎（$n=16$） 7. ST36 足三里（$n=16$） 8. BL20 脾俞（$n=12$） 9. BL43 膏肓（$n=7$） 10. LI11 曲池（$n=7$） 11. LU6 孔最（$n=7$） 12. LU7 列缺（$n=7$） 13. ST40 丰隆（$n=7$）*

* 其他穴位在研究中出现的次数≤2次。

* 其他穴位在研究中出现的次数≤6次。

2. 偏倚风险

83项随机对照试验均报告采用了随机分配,但仅有24项描述了随机序列产生的方法,7项研究描述了随机分配方案的隐藏方法。16项研究通过安慰针刺或假针刺对患者设盲[S356,358,359,361-366,383,391,414,416,418,421,441]。由于针灸需要合格的专业人员操作,因此在大多数研究中很难对操作者设盲,故全部研究关于研究者设盲方面均判定为高风险。只有15项研究对结局指标评测者设盲(表7-3)。由于失访例数较少且组间比例较均衡,故在结局数据的完整性方面判断为低偏倚风险。因大多数研究方案未发表而无法获取,所以在选择性报告结果方面的偏倚风险考虑为不确定。总体而言,纳入研究的方法学质量偏低。

表7-3　针灸治疗哮喘随机对照试验的偏倚风险评估结果

偏倚的风险领域	低风险 n（%）	不确定风险 n（%）	高风险 n（%）
随机序列产生	24（28.9%）	53（63.9%）	6（7.2%）
随机分配隐藏	7（8.4%）	75（90.4%）	1（1.2%）
对受试者设盲	16（19.3%）	1（1.2%）	66（79.5%）

续表

偏倚的风险领域	低风险 $n(\%)$	不确定风险 $n(\%)$	高风险 $n(\%)$
对研究者设盲[*]	0	0	83（100%）
对结局评价者设盲	15（18.1%）	13（15.6%）	55（66.3%）
不完整的结局数据	71（85.5%）	10（12.1%）	2（2.4%）
选择性报告	64（77.1%）	16（19.3%）	3（3.6%）

[*] 在涉及操作治疗的研究中较难对研究者（针灸师）设盲。

3. 穴位贴敷

共有 28 项研究采用穴位贴敷疗法治疗哮喘（表 7-4）[S368,371-373,375,377,378,381,383-385,387,389,391-393,396,397,402,406,411,414,416-418,422,437,441]。其中 21 项研究的疗程为 1 周~3 个月,每 2~3 天贴敷 1 次;其余 7 项研究均为三伏天灸,连续三年。21 项研究为常规西药对照,6 项研究为安慰剂对照,1 项研究为空白对照。中医证型涉及肺脾肾虚、冷哮、痰浊阻肺。最常用的穴位包括 BL13 肺俞和 CV22 天突。

表 7-4　穴位贴敷治疗成人哮喘的随机对照试验特征总结

研究数	受试者数	常见证型（研究数）	常用穴位（研究数）
28	3582	寒痰阻肺（$n=1$） 肺脾肾虚（$n=1$） 肺脾两虚、痰浊阻肺（$n=1$） 冷哮（$n=1$）	BL13 肺俞（$n=25$） CV22 天突（$n=15$） GV14 大椎（$n=14$） EX-B1 定喘（$n=14$） CV17 膻中（$n=12$） BL23 肾俞（$n=11$） BL43 膏肓（$n=9$） BL12 风门（$n=6$） BL17 膈俞（$n=6$） BL20 脾俞（$n=6$）[*]

[*] 其他穴位在研究中出现的次数≤5 次

（1）穴位贴敷的疗效和安全性

在哮喘缓解期,穴位贴敷联合西药与单用西药相比,对提高 FEV_1 占预计值%或 PEF%差异无统计学意义。与西药相比,单用穴位贴敷可改善 FEV_1 占预计值%,MD = 10.21%,95%CI[4.75,15.67]（表 7-5）。

表7-5　穴位贴敷治疗成人哮喘的效应

分期	对照组	结局指标	研究数	患者数	效应量 MD[95% CI]	I^2%	纳入研究
缓解期	西药治疗	FEV$_1$占预计值%	2	189	10.21[4.75,15.67]*	52	S373,396
缓解期	联合疗法	FEV$_1$占预计值%	3	198	6.10[-2.85,15.05]	88	S389,417,422
缓解期	联合疗法	PEF%	3	198	8.13[-1.39,17.66]	89	S389,417,422
急性发作期	西药治疗	FEV$_1$L	2	330	0.16L[-0.20,0.5]	82	S372,397
急性发作期	西药治疗	有效率#	2	312	1.08[1.01,1.15]*	0	S372,384

* 有统计学意义

中医证候诊断疗效标准

　　1项研究显示穴位贴敷与安慰剂对比,FEV$_1$占预计值%可提高10.79%,95%CI[5.93,15.65];AQLQ则提高了6.69分,95%CI[3.27,10.11][S391]。2项研究提示穴位贴敷或穴位贴敷联合西药治疗可改善哮喘控制测试评分(MD=1.23,95%CI[0.69,1.77],MD=0.25,95%CI[0.18,0.32])[S368,389]。连续三年进行三伏天灸治疗哮喘缓解期的研究采用有效率进行疗效评价。1项研究提示三伏天灸治疗哮喘缓解期的有效率优于安慰剂(RR=1.31,95%CI[1.10,1.55][S383];FEV$_1$占预计值%提高了6.0%,95%CI[4.82,7.18][S385]。

　　在急性发作期,提高FEV$_1$方面穴位贴敷与常规西药治疗相比无明显优势(MD=0.16L,95%CI[-0.20,0.5])(表7-5)。1项研究提示,与氨茶碱对比,穴位贴敷治疗未能提高PEF(MD=0.92%,95%CI[0.06,1.90])[S397]。1项研究报道在进行穴位贴敷治疗后急救药物(舒喘灵气雾剂)的使用减少了2.46喷/日,95%CI[-3.11,-1.81];穴位贴敷的有效率是西药治疗的1.08倍[S397](表7-5)。另有2项研究报道穴位贴敷联合西药治疗后可提高FEV$_1$占预计值%,但对FEV$_1$无改善(MD=8.80%,95%CI[5.75,11.85]),MD=0.00L,95%CI[-0.21,0.21][S381,437]。

　　共有6项研究报道了不良事件/反应[S373,378,397,402,411,418]。2项研究提到未发生不良事件[S373,411]。报道的不良事件包括治疗组5例在贴敷局部出现红肿、发疱[S378],6例在贴敷部位起疱,水疱色黄,局部疼痛[S418],另有治疗组4例出现皮肤瘙痒,在对照组3例出现口腔真菌感染和声嘶[S397]。穴位贴敷疗法常采用带有刺激性的药物来贴敷穴位,引起皮肤发红、发热、起疱,通过增强对皮肤的刺激来加强药物的吸收,这些现象并不被认为是不良反应,而更可能提示穴位贴敷的疗效更佳。研究也报道了一些理化检查如血、尿、粪常规和肝、肾功能等,提示组间无明显差异。另有 1 项研究报道了 5 名患者在治疗后出现了轻微的胃脘不适[S402]。

（2）穴位贴敷的 GRADE 评价

以下为穴位贴敷加西药与西药对比,治疗哮喘缓解期和急性发作期的研究结果总结表。

哮喘缓解期采用穴位贴敷联合西药与单用西药治疗比较的临床证据质量为低~极低(表 7-6),二者对 FEV_1 占预计值%的提高差异无统计学意义,但穴位贴敷加西药可能更有助于哮喘的控制、减少急性发作频率和提高生存质量。

表 7-6　哮喘缓解期穴位贴敷+西药 vs 西药结果总结表

结局指标	患者数（研究数）	证据质量（GRADE）	绝对效应	
			西药	穴位贴敷+西药与西药比较（95% CI）
肺功能:FEV_1 占预计值% 疗程:7 周	198 （3 RCTs）	⊕○○○ 极低[1][2][3]	78.7	升高 6.10 [−2.85,15.05]
哮喘控制:哮喘控制测试（ACT）[4] 疗程:6 周	58 （1 RCT）	⊕⊕○○ 低[1][3]	23.1	升高 1.2 [0.69,1.77]
急性发作频次 疗程:1 年	58 （1 RCT）	⊕⊕○○ 低[1][3]	1.8	降低 0.56 [−1.1,−0.02]
生存质量:AQLQ[5] 疗程:12 周	60 （1 RCT）	⊕⊕○○ 低[1][3]	79.4	提高 18.6 [15.3,21.6]
PEF 和缓解药物使用:未报道				
不良事件	1 项研究报道无不良事件发生（S373）,其余文献未报道不良事件。			

1. 受试者和研究人员未设盲
2. 统计学异质性较大
3. 样本量不足限制了结果的精确性
4. 哮喘控制测试（ACT）:5~25 分。得分越高哮喘控制得越好。
5. 哮喘生存质量调查问卷（AQLQ）:32 项,32~3224 分,得分越高哮喘患者的生存质量越高。

■ 参考文献
　肺功能:S389,417,422
　哮喘控制:S389
　急性发作频率:S389
　生存质量:S417

哮喘急性发作期采用穴位贴敷联合西药与单用西药治疗比较的临床证据质量为低(表7-7),前者对提高 FEV% 具有统计学意义,其他结局指标未见报道。

表7-7 哮喘急性发作期穴位贴敷+西药 *vs* 西药结果总结表

结局指标	患者数 (研究数)	证据质量 (GRADE)	绝对效应	
			西药	穴位贴敷+西药与西药比较(95% CI)
肺功能:FEV_1 占预计值% 疗程:5 天	267 (1 RCT)	⊕⊕○○ 低[1,2]	69.8	升高 8.8 [5.75 ,11.85][3]
PEF,ACT,缓解药物使用,急性发作频次,AQLQ: 未报道				
不良事件	无研究报道是否发生了不良事件			

1. 受试者和研究人员未设盲
2. 统计学异质性较大
3. 样本量不足限制了结果的精确性

■ 参考文献
肺功能:S381

4. 艾灸

艾灸治疗哮喘的随机对照临床试验共 15 项(表 7-8)。其中 8 项选取特定的穴位进行艾灸,常用的穴位有 BL13 肺俞和 ST36 足三里[S369,370,376,386,399,410,415,428];1 项研究在督脉上施用艾灸[S420],6 项在热敏穴上进行热敏灸[S357,400,403,408,427,434]。热敏灸是一种相对较新的艾灸方法,在选定的穴位上进行艾灸探测热敏化腧穴点即热敏点,激发热敏灸感和经气传导。

表7-8 艾灸治疗哮喘随机对照试验研究特征总结

研究数	受试者数	常见证型(研究数)	常用穴位(研究数)
15	1237	肺脾肾虚($n=1$) 脾虚($n=1$) 肾虚($n=1$)	BL13 肺俞 ($n=5$) ST36 足三里 ($n=4$) BL20 脾俞 ($n=2$) CV12 中脘 ($n=2$) EX-B1 定喘 ($n=2$) GV14 大椎 ($n=2$) LU6 孔最 ($n=2$)

仅有 1 项研究的对照组为空白对照,其余研究的对照组均为常规西药治疗。疗程 1~3 个月。描述中医证型的研究较少,肺脾肾虚、脾虚和肾虚各有 1 项研究提及。

对比常规西药治疗,艾灸治疗哮喘缓解期对 FEV_1 占预计值%可提高 3%（95% CI［0.75,5.25］）,有统计学意义（表 7-9）。其中热敏灸最为常用,常取 BL13 肺俞至 BL17 膈俞两穴水平线之间区域内的热敏化腧穴。艾灸对于 PEF%、ACT 和有效率的改善与西药相比无统计学意义。

有研究报道艾灸之后出现了不良事件如头痛（5 例）和心悸（4 例）[S357]。2 项研究报道无不良事件发生[S410,427]。其余文献未提及是否有不良事件发生。

表 7-9　艾灸治疗哮喘缓解期的效应

对照组	结局指标	研究数	患者数	MD［95% CI］	I^2%	纳入文献
西药治疗	FEV_1%	6	610	3.00［0.75,5.25］*	17	S357, 386, 399, 403, 408,427
西药治疗	PEF%	3	135	1.67［−4.28,7.62］	42	S386,408,427
西药治疗	有效率	2	102	1.06［0.81,1.38］	37	S403,427
西药治疗	ACT	3	398	0.45［−0.10,1.00］	18	S357,400,403

* 有统计学意义

5. 针刺

10 项研究采用针刺作为干预措施,另有 4 项研究为针刺联合西药治疗（表 7-10）[S356,358-363,365,367,379,407,430,431,433]。参与研究的受试者均属于哮喘缓解期。2 项研究报道了患者证型为风寒、风热或风痰,此外,各有 1 项研究提到中医证型为肺气虚和肺脾肾虚。最常用的穴位是 BL13 肺俞。

表 7-10　针刺治疗哮喘的随机对照试验特征总结

研究数	受试者数	常见证型（研究数）	常用穴位（研究数）
14	798	风寒,风热或风痰（$n=2$） 肺脾气虚,寒痰阻肺（$n=1$） 肺脾肾虚（$n=1$）	BL13 肺俞（$n=11$） LI11 曲池（$n=6$） LI4 合谷（$n=6$） LU6 孔最（$n=6$） EX-B1 定喘（$n=5$） LU10 鱼际（$n=5$）

续表

研究数	受试者数	常见证型(研究数)	常用穴位(研究数)
			LU7 列缺 ($n=5$)
			GV14 大椎 ($n=4$)
			LU5 尺泽($n=4$)
			ST25 天枢 ($n=4$)
			ST37 上巨虚 ($n=4$)
			ST40 丰隆 ($n=4$)
			CV17 膻中 ($n=3$)
			LU9 太渊 ($n=3$)*

*其他穴位在研究中出现的次数≤2次

针刺与假针刺比较未能提高 FEV_1,但可提高 FEV_1 占预计值%预计值 3.14%,95% CI[1.27,5.01],$I^2=0$%(表7-11)。在个别文献中作为结局指标的包括 PEF、缓解药物使用和有效率,治疗组和对照组比较差异无统计学意义。1 项研究结果提示针灸联合沙美特罗与单用沙美特罗比较可提高生存质量,具有统计学意义,AQLQ 提高 30.10 分,95% CI[11.79,54.41][S356]。根据《中药新药临床研究指导原则》"有效"的标准,针灸联合西药治疗哮喘急性发作期的有效率是单用西药的 1.32 倍,95%CI[1.06,1.63]。

成人哮喘患者对针刺的耐受性较好。5 项研究共报道了 8 例不良事件[S358,362,365,430,433]。不良事件包括穴位的疼痛感(2 例),针刺后局部皮肤瘙痒(2 例),头晕(1 例),恶心或呕吐(1 例),哮喘急性发作(1 例)以及肺部感染(1 例)。假针刺组出现了 2 例哮喘急性发作。

表 7-11　针刺 vs 假针刺治疗效果总结表

对照组	结局指标	研究数	患者数	效应量 MD[95% CI]	I^2%	纳入研究
假针刺	FEV_1	2	66	0.22 [-0.01,0.46]	0	S358,359
假针刺	FEV_1%	2	84	3.14 [1.27,5.01]*	0	S362,365

*有统计学意义

2 项研究采用电针治疗哮喘急性发作期和缓解期[S364,409]。与茶碱相比,在 FEV_1 占预计值%、PEF、缓解药物使用或总有效率方面,治疗组和对照组之间差异无统计学意义。研究中未报道不良事件。

采用 GRADE 系统对针刺治疗哮喘缓解期的临床研究证据进行总结,结果提示:针刺与假针刺比较的证据质量为中等(表 7-12),其中 FEV_1 占预计值%的改善有统计学意义。其他指标如 PEF、缓解药物使用、生存质量方面则无统计学意义。

表 7-12　哮喘缓解期针刺 vs 假针刺结果总结表

结局指标	患者数 (研究数)	证据质量 (GRADE)	绝对效应	
			假针刺	针刺与假针刺比较
肺功能:FEV_1 占预计值% 疗程:平均 2.5 周	84 (2RCT)	⊕□□○ 中[1]	78.8	升高 3.14 [1.27,5.01]
肺功能:PEF L/s 疗程:4 周	30 (1 RCT)	⊕□□○ 中[1]	4.5	升高 0.89 [-0.34,2.12]
缓解药物使用:喷/周 疗程:1 周	26 (1 RCT)	⊕□□○ 中[1]	8.1	降低 1.4 [-4.14,1.34]
生存质量评价:AQLQ[2] 疗程:2 周	44 (1 RCT)	⊕□□○ 中[1]	158	降低 11 [-32.6,10.6]
哮喘控制测试(ACT)、急性发作频率:未报道				
不良事件	3 项研究报道了不良事件。治疗组的不良事件包括针刺局部的疼痛(2 例),恶心或呕吐(1 例),哮喘急性发作(1 例)和肺部感染(1 例)。对照组的不良事件包括哮喘急性发作(2 例)[S358,362,365]。			

1. 样本量不足限制了结果的精确性。
2. 哮喘生存质量调查问卷(AQLQ):32 项,32~3224 分,得分越高哮喘患者的生存质量越高。

参考文献
- 肺功能(FEV1 占预计值%):S362,365
- 肺功能(PEF L/s):S358
- 缓解药物使用:S365
- 生存质量:S356

6. 穴位注射

11 项研究采用了穴位注射疗法(表 7-13)[S374,S380,388,390,395,398,407,421,432,435,436]。疗程 10 天~3 个月,BL13 肺俞为最常用的穴位。4 项研究采用西药进行穴位注射,包括曲安奈德($n=2$),异丙嗪($n=1$),地塞米松或利多卡因($n=1$);4 项研究采用中成药注射,包括喘可治注射液(n=2),复方当归注射液(n=1),鹿茸精(n=1);2项研究采用自血穴位注射(n=2);另有研究分别注射乌体林斯或黄芪注射液和鱼腥草注射液(n=1)。对照组包括西药治疗以及在非穴位处如臀部进行肌内注射。大多数研究未描述中医证型,仅有3项研究提及患者为寒哮或热哮和肺脾肾虚。

表7-13　穴位注射疗法的随机对照试验特征总结

研究数	患者数	常见证型(研究数)	常用穴位(研究数)
11	2514	寒哮或热哮伴脾肾两虚(n=2) 寒哮(n=1)	BL13 肺俞(n=8) EX-B1 定喘(n=5) CV22 天突(n=5) ST36 足三里(n=4) ST40 丰隆(n=3) CV17 膻中(n=3) LI11 曲池(n=2)

一项研究显示穴位注射康宁克通(曲安奈德)加2%利多卡因治疗哮喘急性发作期,与相同药物臀部肌内注射相比,有助于提高肺功能:FEV_1占预计值%提高了11.10%,95% CI[9.88, 12.32],FEV_1提高了0.62L,95% CI[0.54,0.70],PEF提高了1.12L/s,95%CI[1.02,1.2][S380]。另一项研究提示,采用复方当归注射液进行穴位注射联合西药治疗与单用西药比较,并未显示对肺功能有更好的改善[S398],而穴位注射喘可治注射液联合常规西药治疗可提高肺功能FEV_1占预计值%(MD=3.80%,95%CI[2.57,5.03])[S435]。

2项研究采用穴位注射中成药联合西药治疗与单用西药治疗相比,两组的有效率差异无统计学意义(RR=1.09,95%CI[0.99, 1.21],$I^2=0\%$)[S398,435]。1项研究纳入哮喘急性发作期的住院患者,于BL13肺俞、CV17膻中穴位注射异丙嗪联合针刺CV22天突、EX-B1定喘、GV14大椎、LI11曲池、ST36足三里和BL23肾俞,与茶碱等西药治疗比较,总有效率两组差异无统计学意义,而前者可提高血氧分压1.42mmHg,95%CI[0.75,2.09],但未能降低二氧化碳分压(MD-0.31mmHg,95%CI[-0.94,0.32][S388]。

3项研究报道了不良事件[S390,432,436]。1项研究提到1例患者在注射后出现晕针、面色灰白、出冷汗。1项研究采用康宁克通-A穴位注射,报道了3例患者出现向心性肥胖,治疗结束后逐渐消失。1 项研究报道了 2 例患者出现穴位注射区域痒甚(外用炉甘石后可缓解),2 例轻微、可自行缓解的皮肤瘙痒,而对照组(西药常规治疗)出现了 3 例间断性心慌(服用救心丸后可缓解),1 例咽干(饮水后可缓解),2 例短暂心慌(可自行缓解)。

7. 穴位埋线

共有 7 项研究采用穴位埋线治疗哮喘,纳入了 532 名患者[S394,401,412,423,424,425,426]。全部研究均与西药治疗进行比较,其中 3 项为穴位埋线联合西药治疗。1 项研究为急性发作期,其余为缓解期。疗程 3 周~3 个月,治疗频率为每周 1 次或每月 1 次。BL13 肺俞、EX-B1 定喘是最常用的穴位,共有 6 项研究使用。2 项研究提到了中医证型,1 项研究为肺脾肾虚,另 1 项为脾肾两虚。

2 项研究在哮喘缓解期采用穴位埋线联合西药与单用西药治疗比较,结果显示治疗组的 PEF 提高了 1.74L/s,95%CI[0.34,3.13],但两组在 ACT 评分上无显著差异(表 7-14)。2 项研究合并分析提示穴位埋线与西药治疗相比未能改善 FEV_1。2 项研究结果提示,穴位埋线的有效率是单用西药治疗的 1.37 倍(表 7-14)。

表 7-14　穴位埋线治疗哮喘缓解期的效应

干预措施	结局指标	研究数	受试者数	MD[95% CI]	I^2%	纳入研究
穴位埋线 + 西药 vs 西药	FEV_1L	2	180	0.75[0.47,1.03]*	60	S394,412
穴位埋线 + 西药 vs 西药	PEF L/s	2	130	1.74[0.34,3.13]*	86	S394,401
穴位埋线 + 西药 vs 西药	ACT	2	130	0.00[−8.43,8.43]	100	S394,401
穴位埋线 vs 西药	FEV_1L	2	120	0.95[−0.44,2.34]	96	S424,426
穴位埋线 vs 西药	有效率	2	122	1.37[1.15,1.63]*	0	S423,426

* 有统计学意义

1 项研究报道未发生不良事件[S401],其余研究则未提及是否发生不良事件。

8. 穴位按压

1 项研究采用穴位按压治疗哮喘急性发作期[S413],另 1 项研究治疗哮喘缓解期[S404]。按揉 CV22 天突、EX-B1 定喘、BL13 肺俞、CV17 膻中和 GV14 大椎，疗程 2 周，与吸入沙丁胺醇比较，可改善肺功能：FEV_1 增加 0.48L，95% CI [0.30,0.66]，FEV_1 占预计值%增加 8.08%，95%CI[6.98,9.18]，PEF 提高了 0.76L/s，95%CI[0.37,1.15]，PEF%增加了 7.2%，95%CI[1.58,12.82]。但两组有效率差异无统计学意义。贴压耳穴与安慰剂对比，ACT 可提高 1.8 分，95%CI[0.14,3.46]，但对 FEV_1 占预计值%无明显改善。该研究报告了不良事件，治疗组出现 2 例接触性皮炎，对照组出现了 1 例[S404]。

9. 穴位磁贴

1 项研究[S419]取 BL13 肺俞、BL23 肾俞和 CV17 膻中进行磁贴治疗，每年 1 月治疗 3 天，共 3 年。采用穴位磁贴联合沙丁胺醇与单用沙丁胺醇比较，可提高肺功能：FEV_1 增加 0.33L，95% CI[0.19,0.47]，PEF 升高了 0.73L/s，95% CI[0.26,1.20]，但 FVC 未见提高。穴位磁贴的有效率是沙丁胺醇的 1.15 倍（95%CI[1.04,1.27]）。该研究未报道不良事件。

10. 火针

1 项研究为火针治疗哮喘急性发作期与吸入倍氯米松的效果比较[S382]。治疗组取 BL12 风门、BL13 肺俞、BL20 脾俞、BL23 肾俞，每日针刺 1 次，GV14 大椎隔日针刺 1 次，连续 12 天为一疗程，间隔 4 天，共 2 疗程。结果显示火针组提高了 FEV_1（0.39L，95%CI[0.10,0.68]），减少了舒喘灵的使用（−2.47 喷，95%CI[−3.18,−1.76]），但 PEF 未增加。治疗组的有效率是对照组的 1.4 倍。治疗组 5 例患者出现针孔处瘙痒，对照组 7 例出现口腔白色念珠性口腔炎和声嘶。两组患者血、尿、粪常规及肝、肾功能检查无异常。

11. 激光针灸

1 项研究比较了激光针灸与假激光针灸（无特定穴位）治疗哮喘的效果[S366]。采用交叉试验设计，先给予一种治疗措施 5 周，3 周洗脱期后再实施另一种干预措施。与对照组相比，激光针灸对于 PEFR、症状评分、缓解药物使用和肺功能无明显改善。该研究未报告不良事件。

12. 头针

1 项研究采用头针治疗哮喘 10 天，与特布他林进行比较[S405]。结果显示治疗组和对照组对于 FEV_1 和 PEF 没有差异。未报告不良事件。

根据结局指标和干预措施的类型选择治疗有效的研究,并计算 Meta 分析提示有效的常用穴位出现的频次(表 7-15)。

表 7-15　针灸治疗哮喘的 Meta 分析中疗效较好的穴位

干预措施	结局指标	Meta 分析数量	Meta 分析纳入的研究数	穴位(研究数)
穴位贴敷 vs 西药	肺功能	1	2	CV8 神阙($n=1$)
				CV22 天突($n=1$)
				BL11 大杼($n=1$)
				BL13 肺俞 ($n=1$)
				BL43 膏肓 ($n=1$)
艾灸 vs 西药	肺功能	1	6	BL13 肺俞~BL17 膈俞($n=4$)
				LI20 迎香($n=1$)
				ST36 足三里($n=1$)
				LU5 尺泽($n=1$)
				LU6 孔最($n=1$)
				LU10 鱼际($n=1$)
				LU7 列缺 ($n=1$)
针刺 vs 假针刺/安慰针刺	肺功能	1	2	GV14 大椎 ($n=1$)
				EX-B1 定喘($n=1$)
				BL13 肺俞 ($n=1$)
				KI3 太溪 ($n=1$)
				LU10 鱼际 ($n=1$)
				SP6 三阴交 ($n=1$)
				LI4 合谷 ($n=1$)
				LI11 曲池 ($n=1$)
				ST36 足三里 ($n=1$)
				LR13 章门 ($n=1$)
				PC6 内关($n=1$)
穴位埋线 vs 西药和穴位埋线+西药 vs 西药	肺功能	2	2	BL13 肺俞 ($n=2$)
				EX-B1 定喘 ($n=2$)
				CV17 膻中 ($n=1$)

(二) 基于非随机对照试验(CCT)的临床证据

有 3 个非随机对照试验采用了针灸疗法(299 例)[S438-440]。1 项研究采用穴位注射,另外 2 项则采用穴位贴敷疗法。2 项研究提到患者证型为肺脾肾虚。

研究提示采用补骨脂注射液穴位注射 EX-B1 定喘穴,对肺功能 FEV_1 的提高优于安慰剂(0.30L,95%CI[0.07,0.53])[S438]。穴位注射后 2 例患者出现皮疹,1 例出现过敏性休克。

2 项研究均选用 BL13 肺俞进行穴位贴敷[S439,440]。以有效率为结局指标,但由于有效的标准不同,故未能合并进行 Meta 分析。单个研究提示,与西药治疗相比,更多的患者在穴位贴敷之后症状得以改善。以上研究均未报道不良事件。

(三)基于无对照研究的临床证据

1. 基本特征

共纳入 46 项无对照研究[S442-487],包括 3753 名受试者。由于已经有较多随机对照试验提供了更高质量的证据,故本节仅描述无对照研究的基本特征。8 项研究未提及中医证型,其余研究中常见证型有寒哮和肺脾肾虚。针灸疗法种类较多,其中最常用的是穴位贴敷(20 项研究)。此外,各有 5 项研究分别采用针刺和穴位埋线,4 项采用艾灸,3 项采用穴位注射,2 项采用激光针灸,2 项采用中药经皮离子导入,1 项采用经皮神经电刺激(TENS)。4 项研究采用针灸综合治疗:2 项采用艾灸+穴位贴敷,1 项采用针刺+穴位注射+艾灸,1 项采用穴位注射+穴位贴敷。

无对照研究中常用穴位如下:

1. BL13 肺俞($n=38$)

2. BL20 脾俞($n=21$)

3. EX-B1 定喘($n=19$)

4. GV14 大椎($n=16$)

5. ST40 丰隆($n=14$)

6. CV22 天突($n=13$)

7. ST36 足三里($n=11$)

8. BL12 风门($n=6$)

9. BL17 膈俞($n=6$)

10. BL43 膏肓($n=5$)

2. 安全性

共 5 项研究报告了不良事件[S442,475,477,482,486]。1 项研究报道未发生不良事件。1 项中药经皮离子导入的研究报道 3 例出现局部皮肤发红、发痒[S442]。1

项研究报道在穴位贴敷后出现水疱[S475]。此外,体针治疗后有 2 例患者出现哮喘急性发作[S482]。穴位贴敷后 80%的患者出现局部皮肤发红,52%感到局部疼痛,63%有局部瘙痒感,这些不适在贴敷结束后均可缓解[S486]。需注意的是穴位贴敷疗法常采用具有温热性或刺激性的药物来刺激皮肤,引起皮肤发红、发热、起疱,通过增强对皮肤的刺激来加强药物的吸收,因此这些现象并不被认为是不良反应,而更可能是穴位贴敷希望达到的一种效果征象。同时,该研究还报道了 50%的患者出现鼻塞流涕,25%出现口干渴,10%~20%出现了其他症状如失眠、咽痛、头痛、全身皮肤瘙痒、便秘、腹泻、全身酸痛和局部水疱[S486]。

四、主要结果总结

1. 常见证型

针灸治疗哮喘的临床研究最常见的证型是肺脾肾虚,寒哮、热哮、痰饮或痰热。

2. 证据质量和总结(GRADE)

缓解期:

穴位贴敷联合西药有助于哮喘的控制、减少急性发作频率和提高生存质量。常用穴位有肺俞和天突。(证据质量:低~极低)

针刺可能有助于改善肺功能(FEV_1 占预计值%),常用穴位包括定喘、肺俞(证据质量:中)。(证据质量:低~极低)

艾灸尤其是热敏灸治疗有助于改善肺功能(FEV_1 占预计值%),常取肺俞至膈俞两穴水平线之间区域内的热敏化腧穴。

穴位埋线联合西药有助改善 PEF 和有效率,常用穴位有肺俞、定喘。

急性发作期:

穴位贴敷联合西药有助于改善肺功能(FEV 占预计值%),常用穴位有肺俞、定喘、肾俞、风门、天突、膻中。(证据质量:低)

穴位注射联合常规西药治疗有助于提高肺功能(FEV_1,FEV_1 占预计值%,PEF),血氧分压,常用穴位是肺俞。

3. 安全性

穴位贴敷可能引起局部皮肤发红、起疱(被认为是通过增强皮肤刺激来加强中药吸收),穴位注射可能引起针孔处瘙痒。但总的来看,不良事件较少被报道,哮喘患者可能对针灸及相关疗法的耐受性较好。

参 考 文 献

1. Xiong J, Liu Z, Chen R, et al. Effectiveness and safety ofheat-sensitive moxibustion on bronchial asthma: a Meta-analysis of randomizedcontrol trials. J Tradit Chin Med, 2014, 34 (4):392-400.

2. McCarney RW, Brinkhaus B, Lasserson TJ, et al. Acupuncture for chronic asthma. Cochrane Database Syst Rev, 2004:CD000008.

3. Shen FY, Lee MS, Jung SK.Effectiveness of pharmacopuncture for asthma: a systematic review and Meta-analysis.Evid Based Complement Alternat Med, 2011:doi:10.1155/2011/678176.

第八章 其他中医疗法治疗成人哮喘的临床研究证据

导语:其他中医特色疗法有很多,本书仅对有临床研究证据支持的气功、推拿、拔罐和刮痧治疗成人哮喘进行评价。全面检索九个中英文电子数据库,经筛选后最终纳入 8 项临床研究。这些临床研究结果无法合并进行 Meta 分析,仅能在单个研究中看到疗效。

一、现有系统评价

气功、推拿和拔罐都很早用于哮喘的治疗。一项对太极治疗慢阻肺和哮喘进行的系统评价结果提示太极治疗哮喘有效,但纳入的 5 个临床试验中有 4 个是针对慢阻肺,仅 1 个是针对儿童哮喘,治疗组在治疗 12 周后 FEV_1、FVC 和 PEF 较对照组均有所改善。另 1 篇系统综述提示拔罐对哮喘有潜在疗效,正如其治疗疼痛等病证的作用。但其只对单个研究进行分析,没有合并进行 Meta 分析。

二、临床研究文献特征

从 9 个数据库中共检索到 28 153 篇文献,1429 篇全文浏览后纳入 8 项研究(图 8-1)。包括 2 项随机对照试验和 6 项无对照研究,其中涉及的其他中医疗法包括拔罐、推拿、刮痧和气功(表 8-1)。

表 8-1 其他中医疗法的临床研究特征总结

研究数	患者数	证型(研究数)	干预措施(研究数)
8	358	肺气虚($n=1$) 实证和虚证($n=1$)	拔罐($n=4$) 推拿($n=2$) 气功($n=1$) 刮痧($n=1$)

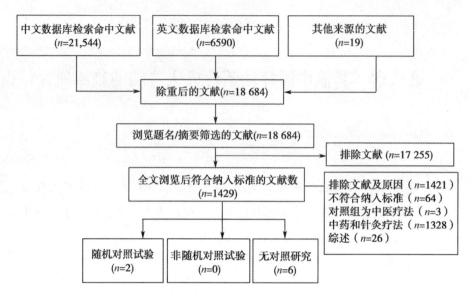

图 8-1　其他中医疗法文献筛选流程图

三、最新临床研究证据

（一）基于随机对照试验（RCT）的临床证据

1. 基本特征

2 项随机对照试验[S488,489]共纳入 184 名受试者采用拔罐治疗哮喘，受试者的年龄为 19~63 岁，男 82 例，女 102 例。2 项研究均为拔罐联合西药常规治疗，与单用西药常规治疗比较。其中一项研究采用刺络拔罐[S489]。一项研究为每周 3 次拔罐，疗程 4 周[S488]，另一项则为隔天拔罐，疗程 3 个月[S489]。以上研究均未描述中医证型。

2. 方法学质量

研究均为随机但未隐藏随机方案，未对患者、研究者或结局指标评价者设盲，因此盲法设置方面均为高偏倚风险。因失访例数少，不完整的结局数据的偏倚风险较低。由于不能获得完整的研究方案，故选择性结局报告方面，偏倚风险无法评价。总之，研究的方法学质量偏低（表 8-2）。

表 8-2　其他中医疗法治疗哮喘随机对照试验的偏倚风险评估结果

偏倚的风险领域	低风险 n(%)	不确定风险 n(%)	高风险 n(%)
随机序列产生	1(50%)	1(50%)	0
随机分配隐藏	0	2(100%)	0
对受试者设盲[*]	0	0	2(100%)
对研究者设盲[*]	0	0	2(100%)
对结局评估者设盲	0	0	2(100%)
不完整的结局数据	2(100%)	0	0
选择性报告	0	2(100%)	0

[*] 由于研究者需要经过专业培训才能实施操作,且操作性的干预措施难以隐藏,因此较难对受试者和研究者设盲。

3. 拔罐

由于研究选用不同的结局指标,因此无法合并进行 Meta 分析。一项研究提示刺络拔罐与对照组比较 FEV_1、FVC 和 PEF 的差异无统计学意义[S489]。另一项研究以有效率为唯一结局指标,结果显示拔罐联合常规药物治疗优于单用常规药物治疗(RR 1.38,95% CI 1.01,1.87)[S489]。以上研究均未报告不良事件。

(二) 基于非随机对照试验(CCT)的临床证据

未纳入非随机对照试验。

(三) 基于无对照研究的临床证据

有关拔罐[S492,493]、推拿[S490,491]的无对照研究各有 2 项,气功[S494] 和刮痧[S495] 则各有 1 项。仅在拔罐的研究中提到中医证型为肺气虚。有 2 项研究提到推拿和刮痧后未发生不良事件,其余 4 项研究未提及不良事件。

一项拔罐的研究中采用的穴位是 EX-B1 定喘穴和 BL13 肺俞穴,其他的研究则并没有提到。在气功的研究中描述了这种养生方式,在刮痧的研究中描述了操作方法是涂擦万金油及温水之后,用刮痧板沿着足太阳膀胱经来回刮擦,推拿的研究则没有描述具体的操作方法。

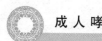
四、主要结果总结

由于相关研究较少,未进行 GRADE 证据质量评价。有随机对照试验显示拔罐治疗哮喘可提高有效率,但对肺功能无改善。其余均为无对照研究。仅 2 项研究报道未发生不良事件。

鉴于其他中医疗法开展的临床研究数量有限,目前缺乏足够的研究证据表明以上四种疗法治疗哮喘是安全、有效的。拔罐作为随机对照试验中唯一的干预措施亦证据偏少,其治疗哮喘的疗效尚待进一步研究。

参 考 文 献

1. Sharma M, Taj. Tai Chi as an Alternative and Complementary Therapy for Patients With Asthma and Chronic Obstructive Pulmonary Disease:A Systematic Review.Evid Based Complement Alternat Med,2013,18(3):209-215.

2. Cao H,Han M,Li X,et al.Clinical research evidence of cupping therapy in China:a systematic literature review.BMC Complement Altern Med,2010,10:70.

第九章 中医综合疗法治疗成人哮喘的临床研究证据

导语:中医临床实践中经常使用中医综合疗法,如中药联合针灸或穴位贴敷或拔罐。为对中医综合疗法治疗成人哮喘的疗效和安全性进行评价,我们全面检索了9个中英文数据库,命中28,153篇文献,经筛选后纳入8项随机对照试验。各研究采用的中医综合疗法不同,其中中药联合穴位贴敷或穴位注射,艾灸联合中药熏洗的效果较好。

一、临床研究文献特征

1. 基本特征

中医综合疗法是指同时应用两种或两种以上的中医疗法,例如中药联合针灸或拔罐联合针灸。在9个中英文数据库检索并筛选后,共纳入中医综合疗法治疗哮喘的8个随机对照试验进行 Meta 分析[S496-503](图9-1)。

中医综合疗法包括中药联合穴位贴敷的研究共4项,中药联合电针1项,中药联合穴位注射1项,穴位注射联合梅花针和拔罐1项,三伏天中药液擦背联合梅花针1项(表9-1)。其中7项研究均为中药联合西药与单用西药对照。西药包括支气管舒张剂(沙丁胺醇、沙美特罗、茶碱)和糖皮质激素。

全部研究共纳入677名受试者,年龄19~65岁。疗程从中药加穴位贴敷的7天,到中药加穴位注射的3个月。有5项研究描述了中医证型,包括寒哮、热哮,气虚痰湿阻肺,肺虚、脾虚、肾虚。

2. 偏倚风险

全部研究均未报告随机序列产生的方法或随机分配方案隐藏,因此偏倚风险较高。研究均未对受试者及研究者设盲。所有受试者均完成了研究同时

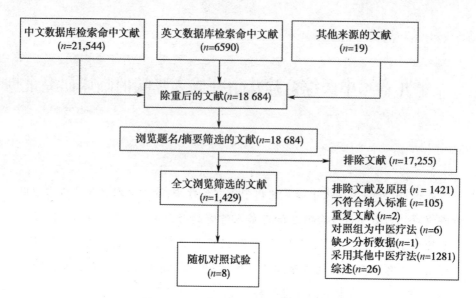

图 9-1　中医综合疗法文献筛选流程图

报道了全部结局指标,故不完整的结局数据和选择性报告的偏倚风险较低。总体来看纳入的研究方法学质量偏低(表 9-2)。

表 9-1　中医综合疗法治疗成人哮喘的临床试验特征总结

分期	研究数	患者数	常见证型(研究数)	干预措施(研究数)
缓解期	4	339	气虚痰湿阻肺($n=1$) 实证:寒哮,热哮;虚证:肺虚,脾虚,肾虚($n=1$)	梅花针+中药液擦背($n=1$) 中药+穴位注射($n=1$) 中药+穴位贴敷($n=1$) 穴位注射+梅花针+拔罐($n=1$)
急性发作期	4	278	寒哮,热哮($n=3$)	中药+穴位贴敷($n=3$) 中药+电针($n=1$)

表 9-2　中医综合疗法治疗哮喘随机对照试验的偏倚风险评估结果

偏倚的风险领域	低风险 $n(\%)$	不确定风险 $n(\%)$	高风险 $n(\%)$
随机序列产生	0	8(100%)	0
随机分配隐藏	0	8(100%)	0
对受试者设盲	0	0	8(100%)
对研究者设盲	0	0	8(100%)

续表

偏倚的风险领域	低风险 n(%)	不确定风险 n(%)	高风险 n(%)
对结局评估者设盲	0	0	8(100%)
不完整的结局数据	8(100%)	0	0
选择性报告	0	8(100%)	0

注:由于研究者需要专业培训才能实施操作,且操作性的干预措施难以隐藏,因此较难对受试者和研究者设盲。

二、最新临床研究证据

随机对照试验(RCT)的临床证据

1. 中药联合穴位贴敷

中医临床实践中有多种中医综合疗法,如穴位贴敷,中药熏洗,口服中药,穴位注射,电针,梅花针和拔罐之间的多种组合。纳入的研究中所用方剂也不尽相同,包括温肺平喘颗粒、加味小青龙汤、扶正平喘汤,另有1项研究根据辨证组方用药。1项研究报道穴位贴敷采用固本温肺贴膏,其余研究未描述用于敷贴的中药。有5项研究采用 KI13 气穴,4项研究采用 EX-B1 定喘,3项研究采用 KI23 神封,各有2项研究选用 BL43 膏肓、CV12 中脘和 CV22 天突,各有1项研究选用 KI20 腹通谷、ST36 足三里和 BL12 风门。

哮喘急性发作期患者采用中药加穴位贴敷联合西药的有效率是单用西药的 1.11 倍,95% CI[1.00,123][S497]。1项以肺功能为结局指标的研究提示,温肺平喘颗粒联合固本温肺贴膏穴位贴敷未能提高 PEF(MD = -1.51,95%CI[-4.81,1.79])[S497]。1项研究报道采用扶正平喘汤联合穴位贴敷与常规西药对比肺功能 FEV_1 可提高 17.9%,95%CI[12.71,23.09][S501]。

加味小青龙汤联合穴位贴敷及西药与单用西药对比可提高肺功能 FEV_1 0.77L,95%CI[0.47,1.07],FEV_1 占预计值%提高 14.40%,95%CI[10.99,17.81],既有统计学意义也有临床意义,同时还可改善有效率(RR = 1.27,95% CI[1.01,1.61][S498]。该结果虽然显示中医综合疗法有较好效果,但疗程仅有7天,需谨慎解释结果。

2. 中药联合电针

1项研究采用中药联合电针加常规治疗,与常规治疗相比,有效率无明显

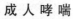

改善(RR=1.18,95% CI [0.99,1.40]^{S500})。

3. 中药联合穴位注射

1项研究采用咳喘固本胶囊联合足三里穴位注射黄芪注射液加常规西药治疗哮喘缓解期,与单用常规西药治疗相比,肺功能 FEV$_1$ 提高了 0.46L,95% CI[0.05,0.87],FVC 提高 0.56L,95% CI [0.25,0.87],有效率是常规西药的 1.33 倍(95%CI [1.04,1.69])^{S499}。

4. 穴位注射联合梅花针和拔罐

1项研究采用卡介苗多糖核酸穴位注射(EX-B1 定喘)联合梅花针、拔罐治疗哮喘慢性持续期患者,与常规西药治疗比较,未能提高肺功能 FEV$_1$(MD = 5.98%,95% CI[-0.41,12.37])。该研究报道的治疗组不良事件包括皮肤轻微起疱伴瘙痒(2 例),叩刺区域皮肤瘙痒(2 例)^{S503}。

5. 三伏天中药液擦背联合皮肤针叩刺

1项研究于三伏天采用中药液擦背及皮肤针叩刺联合常规治疗哮喘患者,有效率是常规西药治疗的 1.19 倍,95% CI [1.04,1.37]^{S496}。

三、主要结果总结

1. 常见证型

中医综合疗法治疗成人哮喘的临床研究常见证型有寒哮、热哮。

2. 证据总结

中医综合疗法治疗哮喘的研究数量有限,且这些研究采用了不同的综合疗法,中药联合穴位贴敷相对较多,提示中药联合穴位贴敷加西药治疗可能有助于提高有效率和 FEV$_1$。

单个研究提示中药联合穴位注射加常规西药治疗哮喘可能有助于提高 FEV$_1$ 和有效率。

目前的研究结果尚不能提供可靠的临床证据。

3. 安全性

只有 1 项研究报道了不良反应,在穴位注射联合梅花针、拔罐治疗后出现皮肤轻微起疱伴瘙痒。该不良反应程度较轻。

第十章　中医治疗成人哮喘的整体证据总结

导语:本书筛选和评价了 503 项中医治疗成人哮喘的临床研究,包括 351 项随机对照试验、24 项非随机对照试验以及 128 项无对照研究。临床研究证据提示中药、针灸和其他疗法如拔罐等,治疗哮喘有一定疗效。同时,对中医古籍的研究提示数千年前治疗哮喘已开始使用中医疗法。本章对中医治疗成人哮喘的古代和现代的整体证据进行了分析和总结。

一、中药

古代文献记载了许多与哮喘类似的病证,而中药一直沿用至今。其病名随时间推移而发生变化,但数个世纪以来,一些中药如半夏、甘草、杏仁、麻黄等一直被用于治疗本病。现代中医的指南和教材多是基于对中医古籍和现代对疾病诊治的理解,以指导临床决策。中药治疗成人哮喘已经有五百余个临床研究,同时也有大量的实验研究对中药治疗哮喘的机制进行探讨。

在现代文献和临床研究中,哮喘的中医证候通常分为实证和虚证。证型主要有寒哮、热哮、风痰哮、肺脾气虚、肺肾两虚。急性发作期的中药治疗重在祛邪,缓解期则重在补虚固本。

在临床研究中,针对以上证型常用的方剂有小青龙汤、定喘汤和射干麻黄汤。最常用的中药包括麻黄、甘草、杏仁和半夏。临床研究中常用的中药也常见于实验研究。气道炎症和高反应性是哮喘的主要病理特征,这些中药正是通过抗炎发挥药理作用。而这些中药也被记载于古籍、现代哮喘指南和教材中(表 10-1)。

表 10-1　成人哮喘中药整体证据总结

方剂	指南或教材*	古籍条文	临床研究证据		
			RCTs（篇）	CCTs（篇）	无对照研究（篇）
射干麻黄汤	是	51	8	0	1
麻杏石甘汤	是	0	6	0	1
黄龙舒喘汤	是	0	0	0	0
三子养亲汤	是	1	3	0	1
平喘固本汤	是	0	0	0	0
回阳急救汤	是	0	0	0	0
六君子汤	是	10	1	1	0
补肺散合金水六君煎	是	0	0	0	0
小青龙汤	是	25	13	0	3
喘可治注射液	否	0	3	1	2
补中益气汤	否	0	4	0	1
定喘汤	是	22	6	0	4

* 见第二章标引的指南、专家共识、教材或专著。

中药证据类型总结

缓解期或慢性持续期：

（1）补中益气汤联合常规治疗可能有助于改善哮喘症状，提高有效率，但对肺功能（FEV_1 占预计值%）无明显改善（证据质量：低），在指南和教材中未见推荐，也未在古籍中检索到其治疗哮喘类证，临床可酌情使用。

（2）六君子汤是古代沿用至今、现代教材也推荐使用的组方，可用于治疗哮喘肺脾气虚证，但临床研究的证据有限，需要进一步研究明确疗效。

（3）指南推荐补肺散合金水六君煎治疗哮喘肺肾两虚证，金水六君煎也在教材推荐用于哮病之肺肾两虚证，但在古籍中未见治疗类似病证，也未见相关临床研究报道，临床可酌情使用。

急性发作期：

（1）射干麻黄汤联合常规治疗可提高肺功能 FEV_1（证据质量：低）和有效率，射干麻黄汤亦为指南所推荐，在古籍中治疗哮喘类证的使用频率较高，故对于冷哮证可考虑使用。

（2）小青龙汤在指南和教材中均有提及，在古代亦用于治疗哮喘类证，现代临床研究提示小青龙汤联合常规治疗可能有助于提高肺功能 FEV_1（证据质量：低）和有效率，临证可用于治疗冷哮之外寒内饮、寒象明显者。

（3）麻杏石甘汤为指南所推荐，古籍中未见治疗哮喘类证，临床研究显示麻杏石甘汤联合常规西药治疗可提高 FEV_1 占预计值%（证据质量：极低）。对于热哮证可考虑使用。

（4）三子养亲汤为指南和教材所推荐，是古代沿用至今的中药复方，现代临床研究提示可能有助于提高肺功能（FEV_1 占预计值%）和有效率，对于风痰哮证可考虑使用。

（5）定喘汤是古代沿用至今的中药复方，在教材中用于治疗热哮证，但指南中未见推荐，临床研究证据有限，联合常规治疗可能有助于改善有效率，临证需酌情使用。

二、针灸及相关疗法

针灸及相关疗法如穴位贴敷、艾灸等在古籍中即有记载，在现代临床中也较常见。任脉、足阳明胃经及足少阴肾经的穴位在古籍中最为常见，现代临床研究也提示这些穴位治疗哮喘很常用。例如天突（CV22）、膻中（CV17）、足三里（ST36）等穴在现代仍有使用，但现代临床常用的定喘（EX-B1）在古籍中很少提及。

针灸疗法在近现代有了极大扩展，诸如穴位按压、采用中药或其他制剂的穴位注射、穴位埋线、头针、激光针灸以及穴位磁贴等均可见于临床研究中。而一些临床实践中常用的针灸疗法亦可见于古代文献、现代指南或教材中（表10-2）。指南和教材均根据辨证选穴，但在临床研究中大多未提及证型。在报告了证型的临床研究中，肺脾肾虚是最常见的证型，其次是冷哮。最常用的穴位是肺俞（BL13），其次是定喘（EX-B1）、天突（CV22）和大椎（GV14）。除定喘（EX-B1）外，这些穴位都同时见于古籍记载和现代指南或教材推荐用于治疗哮喘。

表 10-2　成人哮喘针灸及相关疗法整体证据总结

干预措施	指南或教材*	古籍条文	临床研究证据		
			RCTs（篇）	CCTs（篇）	无对照研究（篇）
针刺	是	16	14	0	6
穴位贴敷	是	1	27	2	24
艾灸	是	34	15	0	7
穴位按压	否	2	1	0	0
穴位埋线	是	0	7	0	5
穴位注射	否	0	11	1	5
激光针灸	否	0	1	0	2
电针或经皮神经电刺激	否	0	2	0	1
穴位磁贴	否	0	1	0	0
耳穴贴压	否	0	1	0	0
眼针	否	0	1	0	0
火针	否	0	1	0	0
头皮针	否	0	1	0	0

*见第二章标引的指南、专家共识、教材或专著。

针灸及相关疗法的证据类型总结

表 10-2 呈现了针灸及相关疗法的整体证据。从古典医籍到现代临床研究,许多证据支持采用针灸及相关疗法治疗哮喘。共有 82 项随机对照试验(RCTs)结果提示针灸及相关疗法有助于成人哮喘一些重要结局指标的改善:

(一)穴位贴敷

1. 共有 28 个 RCTs 对穴位贴敷治疗哮喘进行评价。

2. 与单用西药治疗相比,穴位贴敷联合西药未能改善哮喘缓解期患者的肺功能,但有助于哮喘的控制、减少急性发作频率以及提高生存质量;对于急性发作期的患者,穴位贴敷可改善患者的肺功能。

3. 证据质量:低~极低。主要局限在于未采用盲法、样本量不足和较高的异质性。

4. 穴位贴敷有较好的耐受性。

（二）艾灸

1. 共 15 项 RCTs 对艾灸治疗哮喘进行了评价。

2. 与西药相比,艾灸尤其是热敏灸治疗哮喘缓解期可提高患者的肺功能,但对哮喘的控制和有效率无明显改善。

3. 艾灸无明显不良反应。

（三）针刺

1. 共 14 个 RCTs 评价了针刺治疗哮喘。

2. 与假针刺相比,针刺能改善患者的肺功能,但对缓解药物使用、生存质量的改善无统计学意义。

3. 证据质量:中。主要局限为样本量不足。

4. 哮喘患者对针刺有较好的耐受性。

（四）穴位注射

1. 共 11 个 RCTs 评价了穴位注射治疗哮喘。

2. 与单用西药比较,采用西药(曲安奈德)或中药(喘可治注射液)穴位注射能提高患者的肺功能,但有效率无改善。

3. 有研究报道穴位注射后产生心悸、瘙痒等轻微的不良反应,均为自限性,总体来看穴位注射的耐受性较好。

（五）穴位埋线

1. 共 7 个 RCTs 评价了穴位埋线治疗哮喘。

2. 与单用西药相比,穴位埋线联合西药治疗能提高患者的肺功能和有效率,但未能改善哮喘的控制。

3. 仅 1 项研究报道未发生不良事件,其余未提及安全性。

其他针灸相关疗法,如电针、穴位按压、穴位磁贴、眼针、火针、激光针灸以及头针等,仅在极少数的研究中评价。部分研究结果为阳性,但由于缺少盲法设置以及样本量小,研究的质量较低。大部分研究均未报道是否有不良反应发生。

三、其他中医疗法

有 8 个临床研究评价了其他中医疗法治疗哮喘,如拔罐、推拿、刮痧、气功等。现代指南和古籍条文均提到气功能使人保持体力、提高抵抗力(表10-3)。

共有2项拔罐治疗哮喘的随机对照试验,其中有1项阳性结果,提示拔罐联合西药治疗与单用西药相比,可提高有效率。该研究中未评价其他结局指标如肺功能和哮喘控制,也未报道不良反应。暂未见有关气功治疗哮喘的随机对照试验。

其他中医疗法证据类型总结

结合古代文献、指南或教材、现代临床研究,其他中医疗法的整体证据如表10-3所示:

表10-3　成人哮喘其他中医疗法整体证据总结

干预措施	指南或教材[*]	古籍条文	临床研究证据		
			RCTs（篇）	CCTs（篇）	无对照研究（篇）
气功	是	2	0	0	1
拔罐	否	0	2	0	2
推拿	否	0	0	0	2
刮痧	否	0	0	0	1

[*] 见第二章标引的指南、专家共识、教材或专著。

四、临床指导意义

古籍中有许多条文的描述与现代中医对哮喘的认识相符。研究结果显示古籍中常用的方剂、中药、针灸穴位等与现代临床实践一致。这些干预措施通过临床和实验研究将进一步指导临床实践。

随机对照试验的结果提示中药有助于改善临床结局指标,包括哮喘急性发作期和缓解期的肺功能和有效率。哮喘患者对中药有较好的耐受性。

针灸及相关疗法如穴位贴敷和艾灸,在古代文献中即有记载,同时也常见于现代临床实践中。有的穴位从古代一直沿用至今。针灸疗法总体来说较为安全,只有少数研究报告艾灸和穴位注射有轻度、自限性的不良反应。

推拿、刮痧、气功等治疗哮喘的研究结果虽为阳性,但只有极少数的研究证据。这些疗法用于治疗哮喘还有待进一步研究,目前研究未显示出不良反应。

五、研究指导意义

近几十年有关中医疗法的临床研究越来越多。这种增长趋势符合循证医学的需求,也是用科学技术来验证临床疗效所需要的。从这些中医疗法治疗成人哮喘的研究中得到的信息也揭示了未来的研究方向。

目前中医治疗哮喘的临床试验的方法学质量为中或低级。对于有前景的干预措施需要严谨的研究设计以提供高质量的研究证据。研究需评价关键或重要的结局指标。不建议采用有效率作为结局指标,因其定义和标准各不相同,常用的来自《中医病证诊断疗效标准》、《中药新药临床研究指导原则》和《支气管哮喘防治指南》。同时,有效率并非一个经过验证的结局指标。因此采用有效率作为结局指标的研究结果存在不一致和不可靠性。此外,临床研究方案应公开发表以便参考。中药临床研究报告应遵循 CONSORT 声明,针灸临床研究报告则参照 STRICTA 标准。

中医临床实践中的中医疗法存在多样性,未来的研究应聚集于最有前景的干预措施,并着力调查可以推广应用的中医疗法。标准的中药复方、特定的针灸组穴以及评价中医综合疗法或将成为未来适合的研究领域。

参 考 文 献

1. 郑颂华,吴泰相,商洪才,等.中药复方临床随机对照试验报告规范 2017:CONSORT 声明的扩展、说明与详述.Ann Intern Med,2017,167(2):W7-W20.

2. Schulz KF,Altman DG,Moher D.CONSORT 2010 statement:Updated guidelines for reporting parallel group randomized trials.Ann Intern Med,2010,152(11):726-732.

3. Gagnier JJ,Boon H,Rochon P,et al.Reporting randomized,controlled trials of herbal interventions:An elaborated CONSORT statement.Ann Intern Med,2006(b),144(5):364-367.

4. MacPherson H,White A,Cummings M,et al.Standards for reporting interventions in controlled trials of acupuncture:The STRICTA recommendations.Complement Ther Med,2001,9(4):246-249.

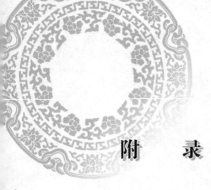

附录

附录1 纳入研究的参考文献

编号	参考文献
S1	褚东宁,俞定珍.虫子抗敏煎对螨性哮喘肺功能影响.浙江中西医结合杂志, 2002,12(12):743-744
S2	赵贵铭."培本平喘散"治疗哮喘108例的临床观察.中医药研究,1996,6:13-14
S3	袁尚红,任雅芳,刘银平.培元固本纳气汤治疗支气管哮喘43例.江西中医药, 2012,43(356):19-20
S4	许有慧,牛晓亚.利肺片治疗支气管哮喘慢性持续期49例.中医杂志,2011,52 (24):2135-2136
S5	邹金盘,顾凤琴,廖文军,等.温阳通络合剂治疗寒性哮喘的临床研究.中国中西医结合杂志,1996,16(9):529-532
S6	朱越.定喘汤加减治疗热性哮喘对照临床观察.实用中医内科杂志,2012,26 (10):32-33
S7	朱晓霞.中药平喘药在哮喘治疗中的影响探究.中国民族民间医药杂志,2013, 22(15):99-100
S8	朱慧志,韩明向,梅晓冬.金泰冲剂治疗支气管哮喘的临床研究.安徽中医学院学报,2004,23(4):11-14
S9	钟锦均,周小环,钟惠萍,等.喘可治注射液雾化吸入治疗支气管哮喘慢性持续期的临床研究.云南中医中药杂志,2012,33(4):18-20
S10	郑翠娥,曲政军.喘舒颗粒治疗支气管哮喘缓解期40例临床观察.山东中医药大学学报,2003,27(3):183-184
S11	张中亮.小青龙汤治疗支气管哮喘临床观察.中国中医药咨讯,2009,1(2):161
S12	张鑫,朴宇,郑明昱.鹿茸大补汤对太阴人哮喘缓解期的疗效.长春中医药大学学报,2013,29(5):871-872

编号	参 考 文 献
S13	张京.蛇蝉小青龙合剂治疗寒哮临床研究.中国中医急症,2004,13(7):426-427
S14	张芬兰,俞璆颖.清肺平喘汤治疗支气管哮喘 60 例临床观察.长春中医药大学学报,2009,25(5):705-706
S15	张晨霞.清热喘康方治疗支气管哮喘临床观察.中国中医急症,2010,19(8):1286,1302
S16	曾宪兰,黄树红,张振荣.射干麻黄汤对哮喘患者血清 IgE,EOS 调节的观察与分析.临床肺科杂志,2010,15(4):589
S17	余传星,严桂珍,林晶.藿香正气口服液超声携氧雾化吸入治疗支气管哮喘发作期 42 例疗效观察.福建中医学院学报,2005,15(5):3-5
S18	杨继兵,曹方会,陈黎,等.芩黄合剂雾化吸入对支气管哮喘气道慢性炎症的影响.中国中医药信息杂志,2008,15(2):9-11
S19	杨桦,洪杰斐,袁汉饶.小青龙汤对哮喘患者嗜酸性粒细胞及白介素 5 的影响.辽宁中医杂志,2004,31(6):486-487
S20	武煦峰,薛博瑜.疏肝理气法治疗哮喘缓解期气道高反应性 42 例临床观察.中医药导报,2011,17(4):27-28
S21	吴银根,于素霞,张惠勇,等.咳喘落治疗 175 例哮喘临床总结.上海中医药杂志,2000,(9):19-21
S22	巫建龙,王大海,曹伟云,等.补肾温肺胶囊治疗支气管哮喘 46 例临床观察.国际医药卫生导报,2008,14(15):94-96
S23	王文富,刘生海.止咳救肺汤治疗 29 例支气管哮喘临床观察.内蒙古中医药,2011,30(10):32
S24	王历敬,吕晓芳.解痉止喘液雾化吸入治疗支气管哮喘疗效观察.湖北中医杂志,2003,25(11):25-26
S25	王建利.中医治疗支气管哮喘患者的临床疗效分析.中国现代药物应用,2013,7(17):147-148
S26	王宏献.平喘降气汤治疗支气管哮喘急性发作的临床研究.中华中医药学刊,2008,26(5):1114-1115
S27	王宏长,张金福,许峰,等.咳喘落对哮喘患者嗜酸性粒细胞阳离子蛋白的影响.上海中医药杂志,2000,34(3):16-18
S28	汪明星.中西医结合治疗老年轻中度慢性持续期哮喘临床效果分析.当代医学,2013,19(21):152-153
S29	唐兴荣,李达仁,谭金华.镇喘颗粒对支气管哮喘患者神经生长因子及嗜酸性粒细胞的影响.中医药导报,2005,11(8):10-11,25

续表

编号	参 考 文 献
S30	孙航成,谌晓莉,朱启勇,等.利肺片治疗支气管哮喘(肺肾两虚证)30 例临床观察.长春中医药大学学报,2012,28(2):313-314
S31	施浩,徐红卫,杨悦,等.参麦注射液治疗老年哮喘临床分析.中国医学研究与临床,2006,4(6):19-20
S32	任国英.益气平喘汤治疗支气管哮喘(缓解期)临证研究.实用中医内科杂志,2008,22(2):23-24
S33	马进,乔铁,乔世举.固本止咳平喘颗粒治疗支气管哮喘 30 例临床研究.云南中医中药杂志,2011,32(4):15-16
S34	罗祥顺,曾华芳.金匮肾气丸加味治疗支气管哮喘缓解期 36 例临床观察.中医药导报,2013,19(2):65-67
S35	刘自力,吴兆利.培土生金法治疗支气管哮喘(缓解期)35 例临床观察.中医药导报,2006,12(1):37-38
S36	刘兰萍,张慧琪,刘曼.清肺平喘汤治疗支气管哮喘发作期临床观察.中国中医急症,2005,14(12):1162,1164
S37	刘贵颖,张蕴卓,王昭杰,等.咳喘胶囊治疗支气管哮喘慢性持续期 15 例临床观察.中医杂志,2008,49(7):611-613
S38	刘贵颖,吕英,朱振刚,等.咳喘口服液治疗支气管哮喘的临床研究.天津中医药,2004,21(3):199-201
S39	林丹曦.蛤蚧定喘胶囊治疗支气管哮喘的临床观察.广西中医药,1999,22(1):1-3
S40	梁镇忠,罗丽琼,梁丽卿.平喘汤治疗支气管哮喘的临床疗效观察.中国中医药咨讯,2011,3(9):21-22
S41	李新.益气固肺疏风法治疗支气管哮喘临床缓解期 30 例疗效观察.北京中医药,2011,30(4):290-291
S42	李小娟,封继宏,刘恩顺,等.补肺颗粒治疗哮喘缓解期疗效观察.中国实验方剂学杂志,2013,19(9):301-303
S43	李江文.气管炎咳喘丸联合中药汤剂治疗支气管哮喘 64 例临床疗效观察.当代医学,2010,16(25):147
S44	黄益民,丘革新,陈秀霞,等.小青龙汤配合西药治疗哮证(冷哮型)的研究.现代中西医结合杂志,2006,15(9):1149-1150
S45	高雪,曲敬来,邱晨,等.小青龙汤改善冷哮型支气管哮喘气道重塑的临床研究.中医药学报,2006,34(6):20-22
S46	池少明.老年哮喘的中医治疗.中医临床研究,2010,2(7):64-65

编号	参 考 文 献
S47	陈云.中西医结合治疗支气管哮喘临床观察.中国社区医师·医学专业,2011,13(30):209
S48	陈晓勤,张慧勇,邵长荣,等.川芎平喘合剂治疗支气管哮喘60例.江西中医药,2009,40(3):41-42
S49	曹伟云.参蛤散加味治疗缓解期老年支气管哮喘45例临床观察.中医药导报,2012,18(6):38-40
S50	蔡培勇,谢苗苗.二陈汤合三子养亲汤加味治疗痰湿蕴肺型喘证50例.湖南中医杂志,2013,29(2):35
S51	包成荣.支气管哮喘中药治疗分析.吉林医学,2011,32(7):1304-1305
S52	柏晋梅,杨爱枫.清肺定喘胶囊治疗热哮型支气管哮喘临床观察.山西中医,2010,26(3):20-21
S53	张益康,黄艳,刘鑫,等.补肾活血汤治疗虚哮30例临床观察.湖南中医杂志,2008,24(2):23-24
S54	张文江,苗青,樊长征,等.辨证治疗支气管哮喘缓解期(肺脾气虚、肺肾两虚证)临床研究.中国中医急症,2012,21(1):14-16
S55	张伟江.中医中药治疗慢性支气管哮喘的疗效分析.求医问药,2011,9(7):194
S56	谢占武,石福恒.金匮肾气丸加味治疗支气管哮喘缓解期的临床疗效观察.贵阳中医学院学报,2014,36(2):66-68
S57	范欣生,周志祥,姜静,等.中药吸入治疗中轻度支气管哮喘的临床疗效及对血、痰中IL-8水平的影响.中国医药学报,2001,16(2):38-41
S58	杨嘉成.补气定喘丸治疗支气管哮喘例60临床观察.实用医学杂志,1997,13(10):685
S59	杨继兵,严娴.理肺补肾汤治疗支气管哮喘50例临床观察.长春中医学院学报,1998,14(70):5-6
S60	王志刚.平喘汤治疗支气管哮喘临床观察.河北中医,2001,23(5):347
S61	王琦,许德金,许爱兰,等.上海丹参片治疗支气管哮喘的临床及实验研究.实用中西医站台杂志,1998,11(2):104-105
S62	苏灏.注射用清开灵(冻干)治疗高敏体质支气管哮喘36例.实用中医内科杂志,2007,21(7):99-100
S63	乔世举,于雪峰,佟立君.金水定喘汤治疗支气管哮喘38例临床观察.实用中医内科杂志,2002,16(2):91
S64	欧广升.仙露喘哮康胶囊治疗支气管哮喘50例临床观察.湖南中医杂志,1996,12(3):12-13

续表

编号	参考文献
S65	刘辉.金匮肾气丸辅助治疗非急性发作期哮喘 28 例.杏林中医药,2010,30(12):1059-1060
S66	黄忠远,杨军平,邱丽瑛.解郁定喘汤治疗情志性支气管哮喘 22 例疗效观察.山东医药,2008,48(15):61
S67	黄大文,李英姿,俞军.银杏苦内酯片治疗支气管哮喘临床观察.长春中医学院学报,2001,17(1):12,13
S68	Houssen M,Ragab E,Mesbah A,et al.Natural anti-inflammatory products and leukotriene inhibitors as complementary therapy for bronchial asthma.Clinical biochemistry,2010,43(10-11):887-90.
S69	何晓春,聂世来,朱丽芳.首乌喘息胶囊治疗哮喘的临床观察.铁道医学,1997,25(1):56
S70	耿志广,郝风亮,毛学忠.银杏叶片对缓解期哮喘患者气道高反应性及肺功能的影响.临床荟萃,1999,14(4):151-152
S71	方向明,曹世宏.平喘合剂治疗寒性哮喘的临床研究.中国中医药科技,2003,10(1):8-9
S72	单昌涛.加味补中益气汤治疗支气管哮喘缓解期的临床观察.河北中医,2005,27(8):604
S73	崔悦,周旭生.固本咳喘丸治疗激素依赖性支气管哮喘的临床观察.中国中医药科技,2001,8(3):189-190
S74	崔芳囡,张燕萍.麻红止哮汤治疗支气管哮喘慢性持续期的临床研究.中国民间疗法,2008,(12):25-26
S75	陈章生,兰智慧,丁雨红.小青龙汤治疗上呼吸道感染诱发哮喘的临床观察.实用中西医结合临床,2011,11(3):22-23
S76	陈斯宁,黄美杏,梁爱武.补肺汤治疗支气管哮喘及对免疫功能的影响.陕西中医,2009,30(8):939-940
S77	赵永辰,韩玉娥,高月平,等.中西医结合治疗过敏性哮喘疗效观察.河北职工医学院学报,2001,18(4):24-25
S78	Kim DH,Phillips JF,Lockey RF.Oral curcumin supplementation in patients with atopic asthma.Allergy & rhinology,2011,2(2):e51-3
S79	Nishizawa Y,Nishizawa Y,Yoshioka F.[Clinical effect of Chai-to-tang(Japanese name:Saiboku-to),a Chinese traditional herbal medicine,in patients with bronchial asthma and autonomic nerve dysfunction:A multicenter,randomized,double-blind,placebo-controlled study.].Nihon Toyo Shinshin Igaku Kenkyu(Journal of Japanese Association of Oriental Psychosomatic Medicine),2004,19:37-41

续表

编号	参 考 文 献
S80	邵长荣,陈凤鸣,唐忆星,等.川芎平喘合剂防治支气管哮喘的临床及实验研究.中国中西医结合杂志,1994,18(4):465-468
S81	Wen M,Wei C,Hu CH,et al.Efficacy and tolerability of antiasthma herbal medicine intervention in adult patients with moderate-severe allergic asthma. J Allergy Clin Immunol,2005,116(3):517-24
S82	钟亮环.射麻止喘液治疗哮喘发作期的临床疗效观察及其对外周血 IL-5、IL-8 的影响.广州:广州中医药大学,2005
S83	祝震天.中西医结合治疗支气管哮喘 60 例.中国中医急症,2010,19(4):660-661
S84	王梅,赵家亮.中药联合舒利迭治疗支气管哮喘非急性发作期的临床疗效观察.湖北中医杂志,2013,35(9):40
S85	朱敏.痰热清注射液治疗支气管哮喘临床观察.中原医刊,2007,34(6):79
S86	周小华.中西医结合治疗支气哮喘 60 例疗效观察.世界中西医结合杂志,2007,2(2):78
S87	钟勇.养阴益肺汤联合舒利迭治疗支气管哮喘 68 例临床观察.中国医药指南,2010,8(13):133-134
S88	郑海.中药联合信必可都保治疗支气管哮喘 38 例临床观察.国医论坛,2011,26(2):29-30
S89	赵宗凯.支气管哮喘采取中药灵芝补肺汤治疗的效果观察.中国民康医学,2013,25(15):71-72
S90	赵喜莲,周荣峰.参麦注射液对支气管哮喘患者免疫功能的影响.中国中医药科技,2006,13(1):7-8
S91	赵瑞成.痰热清注射液治疗支气管哮喘发作期热哮证临床观察.中国中医急症,2009,18(8):1235-1236
S92	赵克明,徐艳玲.小柴胡汤加味合西药治疗支气管哮喘 43 例.辽宁中医杂志,2009,36(4):580-581
S93	赵杰,金沈蓉,王琰.中西医结合治疗支气管哮喘 36 例临床观察.四川中医.2007,25(5):39-40
S94	赵建民.三子养亲汤加味配合西药治疗支气管哮喘 68 例.四川中医,2009,27(5):89
S95	赵存杰.中西医结合治疗老年支气管哮喘 48 例临床体会.中国中医急症,2009,18(11):1879
S96	章匀,孙建.疏风平哮汤配合布地奈德吸入治疗支气管哮喘疗效观察.辽宁中医药大学大学学报,2009,11(9):113-114

编号	参考文献
S97	张尊磊.中西医结合治疗40例支气管哮喘患者的临床观察.中国实用医药,2012,7(7):144
S98	张招英,赵明晶.中西医结合治疗支气管哮喘的临床观察.中医药学报,2013,41(3):119-120
S99	张元元,张燕萍,王书臣,等.益肾活血平喘方药对哮喘患者病情控制水平和生命质量的影响.现代中西医结合杂志,2013,22(2):115,138
S100	张学燕.射干麻黄汤加减治疗支气管哮喘40例.河南中医.2011,31(1):10-11
S101	张华平.中西医结合治疗支气管哮喘疗效分析.慢性病学杂志,2010,12(10):1238-1239
S102	张鸿秋.加味定喘汤治疗支气管哮喘72例疗效观察.安徽医药,2012,16(11):1666-1667
S103	张弘,陈芳,何薇,等.中西医结合治疗支气管哮喘缓解期临床观察.浙江中医药大学学报,2013,37(2):158-160
S104	张凤宇,王超红,李淑芳,等.麻杏甘石汤联合舒利迭治疗支气管哮喘(痰热壅肺证)临床观察.中国中医急症,2011,20(3):364-365
S105	岳广.灯盏花素治疗支气管哮喘疗效观察.齐齐哈尔医学院学报,2005,26(11):1269-1270
S106	姚亮,汤杰,杨佩兰.解痉祛风扶正法结合常规疗法治疗支气管哮喘慢性持续期临床观察.上海中医药杂志.2013,47(10):25-27
S107	杨志兰,伍丽萍,宦丽群.综合治疗支气管哮喘慢性持续期和缓解期32例.实用临床医学,2009,10(9):28-29
S108	谢帮军.中西医结合治疗支气管哮喘疗效观察.中国中医急症,2005,14(9):835-836
S109	肖作清.中西医结合治疗老年支气管哮喘疗效观察.中国民康医学,2011,23(8):964-965
S110	向建华,毛良平,韩鹏凯,等.沙美特罗替卡松联合金水宝胶囊治疗中度非急性发作期支气管哮喘100例临床观察.西部中医药,2013,26(5):97-99
S111	武艳丽.中西医结合治疗支气管哮喘53例临床观察.中国医药指南,2013,11(20):414-415
S112	武丹平.中西医结合治疗支气管哮喘108例.山西中医,1997,13(1):15-16
S113	吴玉泓,王清峰,殷银霞,等.哮喘灵对支气管哮喘患者 CD_4^+、CD_8^+ 及 IgE 的影响.山东医药,2008,48(4):85-86
S114	吴沛琴,高洁.中西医结合治疗哮喘36例.山西中医,2010,26(4):22

续表

编号	参 考 文 献
S115	温明春,魏春华,于农,等.中药灵芝补肺汤治疗支气管哮喘临床研究.国际呼吸杂志,2012,32(13):965-968
S116	魏小林.三子养亲汤联合激素对哮喘患者尿白三烯 E4 水平的影响.中医杂志,2012,53(21):1831-1834
S117	魏春华,温明春,于农,等.柴朴颗粒联合常规疗法治疗难治性哮喘临床观察.中国中西医结合杂志,2011,31(1):33-36
S118	王雪慧,刘建秋,隋博文,等.温阳益气化痰平喘方治疗支气管哮喘慢性持续期45 例临床观察.中医药学报,2013,41(1):102-103
S119	王文珍,吴邦辉,邢旭.肺舒合剂治疗支气管哮喘急性发作期疗效观察.中华中医药学刊,2007,25(5):1076-1077
S120	王文慧,赵洪波.定喘汤对支气管哮喘患者肺功能及血清 IL-4 和 ECT 的影响.河北中医,2010,32(3):335-337
S121	王卫国.自拟定哮平喘汤治疗老年支气管哮喘的临床疗效观察.中国保健营养,2010,(7):87
S122	王宁群,黄小波,陈文强.补益肺肾法对支气管哮喘疗效及患者生存质量的影响.北京中医药,2010,29(9):659-661
S123	王凯军.中西医结合治疗寒性哮喘急性发作期肺功能观察 46 例.中医研究,2005,18(2):24-25
S124	王晶波,彭先祝,隋博文.射干麻黄汤加味治疗难治性哮喘 33 例临床观察.中医杂志,2013,54(10):846-848
S125	王建平,卢玫琳.二龙麻杏汤联合西药治疗支气管哮喘 42 例.中医研究,2012,25(11):28-29
S126	王辉,邢慧芝,宋丽红,等.清肺饮合百令胶囊为主治疗支气管哮喘的临床研究.国际中医中药杂志,2009,31(1):37-38
S127	田杰毅,于素霞.中西医结合治疗支气管哮喘 46 例.上海中医药杂志,2004,36(8):22-23
S128	陶荣菊.补肾平喘汤联合西药治疗支气管哮喘 48 例临床观察.云南中医中药杂志,2011,32(11):44-46
S129	谭汉斌,李刚.中西医结合治疗支气管哮喘急性发作期 52 例临床观察.中华医药杂志,2004,4(3):254-255
S130	孙延梅,郭旭光,杜重浪.舒血宁注射液治疗老年哮喘 32 例临床观察.现代中西医结合杂志,2007,16(24):3510-3511
S131	苏淑丹.中西医结合治疗寒喘型支气管哮喘临床观察.中国老年保健医学,2012,10(5):15-16

续表

编号	参 考 文 献
S132	苏奎国,张波,姜良铎.射干麻黄汤化裁联合舒利迭治疗哮喘 72 例疗效观察.辽宁中医杂志,2010,37(7):1273-1274
S133	石岫岩.加味止哮汤联合西药治疗支气管哮喘 30 例.南京中医药大学学报,2012,28(6):589-590
S134	石静娟.小青龙汤加减配合西药治疗支气管哮喘 40 例.河南中医,2009,29(12):1157-1158
S135	卿照前.补中益气丸对老年支气管哮喘缓解期患者肺功能的影响.湖南中医药大学学报,2007,27(3):47-48
S136	亓庆胜,李高云,姜文,等.中药组方对哮喘患者的临床疗效观察.医学理论与实践,2007,20(9):1057-1058
S137	潘成琨.中西医结合治疗老年性支气管哮喘疗效观察.中国当代医药,2011,18(27):179-180
S138	聂媛媛.中西医治疗支气管哮喘 52 例临床观察.亚太传统医药,2008,4(11):81-82
S139	倪雪莉,吴坤红.复方丹参注射液治疗支气管哮喘发作期的临床观察.上海中医药杂志,2001,35(3):22-23
S140	倪健,董竞成.银杏内酯雾化吸入治疗支气管哮喘的临床研究.中国中西医结合杂志,2005,25(8):696-699
S141	马谦,黄庆田,张国梁.温肾防喘胶囊配合必可酮溶剂吸入治疗支气管哮喘的临床观察.吉林中医药,2007,27(8):23-24
S142	罗志泉.补中益气汤联合舒利迭治疗支气管哮喘缓解期的临床疗效观察.吉林医学,2012,33(34):7497-7498
S143	鹿振辉,张惠勇,耿佩华,等.川芎平喘合剂联合西药治疗慢性持续期支气管哮喘临床研究,2010,44(6):10-12
S144	刘勤建.中西医结合治疗老年支气管哮喘 45 例疗效分析.中国中医药现代远程教育,2009(7):22
S145	刘娟.中西医结合治疗支气管哮喘临床观察.辽宁中医药大学学报,2009,11(5):138-139
S146	李智勇,金鑫,王静波.中西医结合治疗支气管哮喘 32 例分析.中医药学刊,2004,22(3):523-524
S147	李影捷,惠萍,陈照南,等.温肾消喘膏方防治哮喘慢性持续期疗效观察.新中医,2013,45(4):37-39
S148	李晓霞.中西医结合治疗支气管哮喘缓解期.海峡药学,2010,22(2):135-136

编号	参 考 文 献
S149	李希,严桂珍,李大治.中西医结合治疗支气管哮喘疗效观察.药学进展,2007,31(6):280-282
S150	李文辉.中西医结合治疗支气管哮喘的临床研究.中国医药指南,2010,8(3):104-105
S151	李平.蛤蚧防喘丸治疗支气管哮喘临床研究.中国中医急症,2007,16(9):1055-1056
S152	李培伟.平喘汤加减治疗支气管哮喘32例.中国中医药现代远程教育,2010,(10):11
S153	李莉.中西医结合治疗支气管哮喘临床观察.中国民族民间医药杂志,2010,19(13):152
S154	李景福.辛夷、苍耳子对支气管哮喘患者Th1/Th2比值及炎性递质的影响.现代中西医结合杂志,2012,21(10):1057-1058
S155	李建玉.复方丹参注射液在哮喘治疗中的临床作用观察.现代诊断与治疗,2013,24(1):72
S156	李海燕,顾超,汤杰,等.加味解痉祛风汤治疗支气管哮喘慢性持续期风哮证临床观察.新中医,2013,45(1):26-29
S157	李风森,白文梅.祛风止痉散对哮喘风痰哮证患者肺功能、FeNo的影响.医学信息,2012,25(8):60-61
S158	兰建阳.五味平喘汤配合西药治疗支气管哮喘65例.中国中医急症,2011,20(12):2032-2033
S159	金丽萍,徐霖伟.补中益气汤联合舒利迭治疗支气管哮喘.中国实验方剂学杂志,2013,19(17):334-336
S160	金朝晖,范伏元.平哮定喘止咳汤治疗支气管哮喘临床观察.中医临床研究,2011,3(13):47-48
S161	加米拉·沙依木,热孜万古丽·阿帕尔,廖洪利,等.舒肝解忧中药治疗支气管哮喘的临床分析.右江医学,2009,37(4):418-419
S162	黄远东.喘可治注射液治疗支气管哮喘疗效观察.中国中医药咨讯,2010,2(31):152-153
S163	黄焰,刘峰林.抗敏平喘汤联合药物吸入对支气管哮喘肺及免疫功能的影响.内蒙古中医药,2013,32(22):22-23
S164	黄家聪.加用小青龙汤合阳和汤治疗寒性支气管哮喘疗效观察.广西中医药,2012,35(6):30-31
S165	黄慧,姚勇,喻超英.中药联合非特异性免疫药物治疗激素抵抗性哮喘30例疗效观察.云南中医中药杂志,2011,32(3):20-21

续表

编号	参 考 文 献
S166	黄慧,姚勇,喻超英.非特异性免疫药物结合中药对激素抵抗性哮喘患者 Th1/Th2 细胞因子的影响.中国现代药物应用,2011,5(6):12-13
S167	黄苟根.中西药联合治疗老年慢性哮喘的效果观察.临床合理用药,2013,6(10):52
S168	黄波,李天禹,秦建平,等.固本平喘汤治疗支气管哮喘慢性持续期 48 例.中国实验方剂学杂志,2013,19(20):277-280
S169	胡建荣.中西医结合治疗慢性持续期支气管哮喘 53 例.基层医学论坛,2012,16(10):1315-1316
S170	何乐.孟鲁司特钠联合蛤蚧定喘胶囊治疗支气管哮喘疗效分析.中国误诊学杂志,2008,8(29):7089-7090
S171	郭玉莉.喘苏葶颗粒治疗支气管哮喘 49 例疗效观察.上海中医药杂志,2013,47(1):39-40
S172	冯春林.中西药联合治疗支气管哮喘临床观察.中医药学刊.2005,23(8):1532
S173	房体静,冉宝兴,严宏彬.中西医结合治疗支气管哮喘的效果及对免疫功能的影响.中医药导报,2013,19(9):48-50
S174	范海军.补肺汤治疗支气管哮喘慢性持续期效果观察.光明中医,2012,27(12):2461-2462
S175	范德斌,秦雪屏,白红华,等.咳喘停袋泡颗粒治疗热哮型支气管哮喘 43 例临床研究.云南中医中药杂志,2010,31(8):14-15
S176	段建萍.中西医结合治疗支气管哮喘 46 例疗效观察.云南中医中药杂志,2005,26(2):6-7
S177	董滟,穆晓翌,王钢.哮平 I 号方治疗支气管哮喘的临床研究.四川中医,2012,30(12):61-64
S178	崔红生,徐光勤,任传云,等.激素依赖型哮喘撤减激素过程中的证候学变化及三步序贯法临床疗效观察.中医杂志,2008,49(10):886-889
S179	崔红生,崔巍,温志浩,等.三步序贯法对激素依赖型哮喘患者 T 辅助细胞亚群的影响.中国中西医结合杂志,2006,26(12):1074-1077
S180	楚洪生.综合疗法在支气管哮喘治疗中的临床应用.中国保健营养·临床医学学刊,2010,19(7):140-141
S181	陈雪梅.麻杏定喘汤治疗支气管哮喘临床效果研究.亚太传统医药,2013,9(7):142-143
S182	陈旭明,宁观林,彭观娣.平喘汤联合西药治疗支气管哮喘的疗效观察.临床医学工程,2010,17(4):101-102

续表

编号	参 考 文 献
S183	陈维力.中西医结合治疗支气管哮喘 63 例疗效观察.中华实用医学,2004,6(10):39-40
S184	陈平保.平喘汤结合舒利迭治疗支气管哮喘 50 例疗效观察.中医临床研究,2012,4(11):64-65
S185	陈科伶,董滟,陶陶.调肝理肺法辅助治疗肝郁型哮喘的临床研究.四川中医,2013,31(4):65-67
S186	曹雅静.氨茶碱伍用知母对支气管哮喘患者血清一氧化氮含量的影响.实用心脑肺血管病杂志,2006,14(3):210
S187	周礼双.中药汤剂加减联合西医治疗慢性支气管哮喘对照研究.实用中医内科杂志,2012,26(11):14-15
S188	钟敏,陈生.柴朴颗粒联合西医治疗难治性哮喘应用分析.吉林医学,2012,33(6):1191-1192
S189	张玉霞,朱运波,宫玉凤.三种治疗老年过敏性哮喘病方剂对比研究.中国药物经济学,2013(4):275-277
S190	张锐.平喘汤配合西药治疗支气管哮喘 56 例.辽宁中医药大学学报,2009,11(4):120-121
S191	姚青平.30 例中西医结合治疗支气管哮喘临床观察.求医问药,2012,10(1):185
S192	徐波.应用射干麻黄汤治疗支气管哮喘 30 例的临床效果观察.求医问药,2013,11(6):175-176
S193	夏露华.止哮救肺汤联合布地奈德气雾剂治疗哮喘疗效观察.实用中医内科杂志,2012,26(7):28-29
S194	汪旭华,钟小兵,许强.中医治疗支气管哮喘的临床疗效观察.求医问药,2013,11(6):167
S195	唐百冬,屈娅婷.定喘汤化裁方配合西药治疗支气管哮喘(热哮)35 例临床观察.中国医药指南,2008,24(6):188-189
S196	宿英豪,苏奎国,马蕴蕾,等.补益肺肾化饮通络法治疗支气管哮喘缓解期的临床效果.中国中医基础医学杂志,2013,19(11):1323-1325
S197	林茂华,杨清儒,邓彪,等.右归饮汤剂对难治性哮喘患者血浆皮质醇及免疫球蛋白水平的影响.临床和实验医学杂志,2007,6(2):129-130
S198	廖泽安.小青龙汤在治疗呼吸内科疾病中的应用.求医问药,2013,11(8):166-167
S199	李强,钟连英,胡燕明,等.补肾止喘冲剂对难治性哮喘皮质醇和哮喘发作的作用.实用医学杂志,2006,22(21):2548-2550

续表

编号	参 考 文 献
S200	李岚生.止咳平喘中药联合西药治疗支气管哮喘随机平行对照研究.实用中医内科杂志,2013,27(9):51-54
S201	黄启辉,江山平,陈广穗,等.雷公藤甲素对激素抵抗型哮喘患者血清 Th2 细胞因子水平和肺功能的影响.中国中医药科技,2013,10(2):72-73
S202	洪根华.中西医结合治疗慢性持续期老年支气管哮喘的疗效分析.求医问药,2013,11(4):335
S203	韩玲.中西医结合治疗支气管哮喘69例.中国中医药现代远程教育,2013,11(21):45
S204	沈炳煌,沈良秀,范小山.中西医结合治疗支气管哮喘缓解期临床观察.福建医药杂志,2007,29(4):123-124
S205	申燕华.中西医结合治疗寒喘型支气管哮喘临床效果观察.求医问药,2013,11(2):324-325
S206	邹萍.自拟定喘汤治疗老年支气管哮喘发作90例临床疗效分析.中国中医基础医学杂志,2008,14(10):784
S207	周庆伟.中西医结合治疗重症哮喘30例.河南中医学院学报,2005,20(4):51-52
S208	曾广田.中西医结合治疗支气管哮喘30例疗效观察.河南中医,2004,24(5):47-48
S209	余月芳,吴国水.定喘汤治疗热哮疗效观察.浙江中西医结合杂志,2007,17(1):33-34
S210	余国英,李敬会,李华云.地龙汤治疗老年支气管哮喘临床体会.中国中医急症,2006,15(9):1037-1038
S211	杨周瑞.补肾止喘汤治疗支气管哮喘的临床研究.辽宁中医药大学学报,2007,9(2):84-85
S212	吴孝田.六味地黄丸加味治疗激素依赖性哮喘临床观察.辽宁中医学院学报,2005,7(6):587
S213	吴淑红.中西医结合治疗支气管哮喘58例临床观察.浙江中西医结合杂志,2005,15(7):428-429
S214	吴淑红.中西医结合治疗支气管哮喘疗效观察.浙江中西医结合杂志,2000,10(11):667-668
S215	王震.参蛤定喘胶囊的制备及临床疗效观察.湖北中医杂志,2013,35(11):76-77
S216	王真,杨珺超,宫晓燕,等.清肺平喘补肾颗粒治疗144例哮喘轻度持续患者疗效观察.中华中医药杂志,2013,28(2):351-353

编号	参 考 文 献
S217	王丽红.中西医结合治疗难治性哮喘的临床研究.卫生职业教育,2006,24(16):146-147
S218	王华忠.中西医结合治疗支气管哮喘 68 例临床观察.湖南中医药学报,2000,6(10):25
S219	邱新英,叶敏和.中西医结合治疗老年人轻中度慢性持续期哮喘临床效果分析.中国基层医药,2013,20(16):2523-2525
S220	乔世举,李可畏,伊艳杰.中西医结合治疗支气管哮喘临床观察.辽宁中医杂志,2002,29(6):352
S221	钱锐.中西医结合治疗支气管哮喘 36 例临床观察.中国中医药科技,2005,12(2):114-115
S222	欧晓芳.中西医结合治疗支气管哮喘 50 例 .河南中医,2007,27(11):60-61
S223	罗庆东,于湘春,李素兰.自拟涤痰定喘汤治疗支气管哮喘急性发作 40 例疗效观察.黑龙江中医药,2004,4:20-21
S224	刘又宁,管希周,张健鹏,等.喘可治注射液治疗成人支气管哮喘的 I 临床观察.上海医学,2003,26(1):59-60
S225	刘永平.基本方加减配合西药治疗痰热型支气管哮喘疗效观察.陕西中医,2011,32(12):1626-1627
S226	刘艳霞,董陆玲,张贵山.黄芪注射液治疗支气管哮喘 30 例疗效观察.中药药理与临床,2001,17(3):40
S227	刘淮,李川申,邹芬芳.黄喘平超大剂量雾化吸入治疗支气管哮喘疗效观察.湖北中医杂志,2005,27(12):26
S228	刘丹.小青龙汤治疗寒性支气管哮喘 30 例临床观察.中国医学研究与临床,2006,4(4):67-68
S229	刘春平.中西医结合治疗支气管哮喘的疗效观察.中国中医药咨讯,2010,2(32):208,215
S230	林晓英,严子兴.自拟麻龙平喘汤治疗过敏性哮喘 40 例.海峡药学,2008,20(8):130-131
S231	李战炜.72 例支气管哮喘的中西医结合治疗结果分析,2012,10(21):240-241
S232	李雪珍,陈治林.中西医结合治疗支气管哮喘 69 例临床观察.现代医药卫生,2005,21(12):1562-1563
S233	李川申,郭际,钱育梅.黄喘平雾化剂经加压超声雾化吸入治疗支气管哮喘的临床观察.中国全科医学杂志,1999,2(4):296-298
S234	金晓滢,楼建国,詹小萍,等.气管舒合剂治疗支气管哮喘的临床观察.中国中药杂志,2007,3(21)79-81

编号	参 考 文 献
S235	姜静,范欣生,尚宁,等.复方辛夷口服液在支气管哮喘治疗中的应用.南京中医药大学学报,2002,28(6):333-334
S236	季红燕,王胜,朱春冬,等.麻贝汤治疗难治性哮喘9例.山东中医杂志,2011,30(9):628-629
S237	黄笑娟,黄纪文,冯艳翠.中西医结合治疗老年慢性持续期哮喘158例临床观察.中医药指南,2012,10(17):285-286
S238	黄湘霞.平喘抗敏汤治疗过敏性哮喘42例.四川中医,2002,20(7):44
S239	黄开珍,王朝晖,黄美杏,等.加味小青龙汤联合常规西药治疗支气管哮喘急性发作期32例.广西医科大学学报,2008,25(5):788-789
S240	胡为营.自拟喘舒汤治疗缓解期难治性支气管哮喘60例临床观察.河北中医2005,27(7):512
S241	杭东辉,中西医结合治疗支气管哮喘40例临床观察.江苏中医药 2003,24(10):26
S242	高轶峰,林秀菊,万丹.中西药联合佐治120例支气管哮喘临川研究.中国医药导刊 2011,13(3):460-461
S243	邓盛英.中西医联合治疗重度支气管哮喘的临床疗效观察.医学理论与实践2013,26(22):2990-2991
S244	崔红生,武维屏,任传云,等.加减乌梅丸治疗激素依赖型哮喘20例临床疗效观察.中国中医基础医学杂志 2004,10(8):49-50
S245	程荣朵,赵木昆,冉洪强.射干麻黄汤配合西药治疗支气管哮喘46例.陕西中医2005,26(4):294-295
S246	程德华,汪晖云.中西医结合治疗支气管哮喘160例.陕西中医 1999,20(3):104-105
S247	陈晓明.舒肝解忧汤剂治疗支气管哮喘90例临床分析.亚太传统医药 2012,8(4):155-156
S248	陈小英.34例支气管哮喘的临床分析.医学信息 2011,24(7):4176-4177
S249	刘丽,李宏伟.中西医结合治疗支气管哮喘46例.黑龙江中医药 2001,(3):35
S250	Song KG,Shen XY,Wang HH,et al.Randomized controlled study on qingfei pingchuan bushen keli for treatment of chronic duration of asthma.Respirology Conference:16th Congress of the Asian Pacific Society of Respirology Shanghai China 3-6 November 2011,2011,16(Suppl 2):202-203
S251	Tang B,Shi K,Li X,et al.Effect of "yang-warming and kidney essence-replenishing" herbal paste on cold-related asthma exacerbation.J Trad Chine Med.2014;33(4):468-72

编号	参 考 文 献
S252	Thomas M, Sheran J, Smith N, et al. AKL1, a botanical mixture for the treatment of asthma: a randomised, double-blind, placebo-controlled, cross-over study. BMC Pulm Med, 2007, 7:4
S253	Wang G, Zhang HP, Jia CE, et al. Traditional chinese medicine for treatment of acute asthma: A randomized, double-blind, placebo-controlled trial. Respirology, 2012; 17:14
S254	Zha Q, Lin S, Zhang C, et al. Xiaoqinglong granules as add-on therapy for asthma: latent class analysis of symptom predictors of response. Evid Based Complement Alternat Med. 2013; 2013:759476
S255	杨吉. 通腑活血法联合舒利迭治疗支气管哮喘的临床研究. 南京: 南京中医药大学, 2011
S256	吴琼. 加味三子养亲汤治疗支气管哮喘慢性持续期(痰阻气奎证)临床研究. 武汉: 湖北中医药大学, 2010
S257	陈晨. 探讨病证结合治疗支气管哮喘的临床疗效. 南京: 南京中医药大学, 2012
S258	王艳玲. 防哮饮对哮喘慢性持续期患者的临床疗效研究. 南宁: 广西中医学院, 2011
S259	田乃妲, 张超. 敏喘平胶囊治疗支气管哮喘的临床研究. 天津中医, 1994, 11(6): 38-39
S260	赵国萍. 中西医结合治疗老年哮喘的疗效观察. 当代医学, 2010, 16(34): 142-3.
S261	曾红梅. 平喘汤佐治老年支气管哮喘 80 例. 陕西中医, 2012, 33(7): 829.
S262	万欢英, 周敏, 余莉, 等. 喘可治注射液治疗哮喘的疗效及其作用机制研究. 中国新药与临床杂志, 2005, 24(3): 210-212.
S263	李琼芳. 补肺汤治疗支气管哮喘慢性持续期的临床疗效. 中外医学研究, 2013, 11(28): 44-45
S264	夏世澄. 丹参合硫酸镁注射液静滴治疗支气管哮喘 27 例. 湖北中医杂志, 1995 (03): 40
S265	忻璐洁. 中西医结合治疗支气管哮喘慢性持续期疗效观察. 浙江中西医结合杂志, 2012, 22(12): 961-963
S266	吴孝田. 六味地黄丸合参蛤散为主治疗激素依赖性哮喘 42 例-附单用西药治疗 39 例对照. 浙江中医杂志, 2005, 40(10): 427
S267	王济梅. 补气活血方治疗支气管哮喘 32 例疗效观察. 中医药研究, 1999, 15(6): 20-21
S268	孙增涛, 张素仙, 唐饴环, 等. 杏贝冲剂治疗支气管哮喘临床疗效分析. 哮喘与肺部疾病, 1996, (3): 5-8

编号	参考文献
S269	莎玫,武建强.麻射蝉葶汤治疗支气管哮喘临床观察.内蒙古中医药,2005,24(6):1
S270	刘茵.补肺汤加减治疗哮证缓解期临床研究.中医临床研究,2011,3(6):24-25
S271	刘世昌.自拟止哮平喘汤治疗支气管哮喘40例.国医论坛,2006,21(2):26
S272	冯杨.中西医结合治疗老年慢性持续期哮喘60例临床观察.健康必读·下半月,2011(5):58.
S273	陈勇平,刘云.鲜竹沥雾化吸入治疗哮喘的临床观察.药学实践杂志,2003,21(1):5
S274	陈刚庆.老年支气管哮喘慢性持续期的治疗分析.中国社区医师·医学专业,2012,14(14):70
S275	孙碧雄,张洪熹,汪素蟾,等.张伯臾治哮喘方疗效观察.中西医结合杂志,1990(01):42-43
S276	朱慧志,季红燕,张念志,等.阳和平喘颗粒对支气管哮喘慢性持续期寒哮证气道炎症的影响.中医药临床杂志,2010(4):310-312
S277	周明萍,吕佳杰.布地奈德联合金水宝胶囊治疗支气管哮喘的疗效观察.临床军医杂志,2012,40(4):954-955
S278	陈永莉,黄艳娜,徐新华.定哮平喘液治疗支气管哮喘的临床效果研究.中医临床研究,2013,5(10):80,82
S279	童瑾,王导新.平喘汤与舒利迭对支气管哮喘缓解期疗效比较的研究.激光杂志,2011,32(3):82-83.
S280	牛秀清,牛韧.中西医结合治疗支气管哮喘的临床观察.中国实用医药.2012,7(30):177-178
S281	郑玉琼,尹洁,张爱平,等.平喘合剂治疗支气管哮喘热哮证的临床观察.四川中医,2006,24(10):58-59
S282	张志文,马科,孙建君,等.自拟补肺定喘汤对支气管哮喘缓解期的疗效观察.宁夏医科大学学报,2009,31(2):258-259
S283	张彦峰.补中益气汤加减治疗支气管哮喘21例疗效观察.长春中医药大学学报,2008,24(2):191.
S284	张家骝,姚为群,张静珊.蝉地二陈汤加吸入疗法治疗轻中度哮喘42例疗效观察.云南中医中药杂志,2005,26(2):32-33
S285	余传星,王启国,严桂珍.藿香正气散治疗寒哮38例.新中医,1999,31(1):31-32
S286	殷银霞.桂枝加厚朴杏子汤治疗支气管哮喘46例临床观察.甘肃中医学院学报,2003,20(3):36-37

续表

编号	参 考 文 献
S287	闫德志.中西医结合治疗支气管哮喘81例.中国中医药现代远程教育,2012,10(24):35-36
S288	许得盛,王文健,陈伟华.桂龙咳喘宁胶囊治疗激素依赖性哮喘疗效观察.浙江中西医结合杂志,2002,12(5):277-278
S289	徐立然,王志英,金路,等.清养化痰方治疗41例支气管哮喘慢性持续期(肺肾阴虚、痰热内蕴证)患者的临床观察.辽宁中医杂志,2011,38(5):908-910
S290	徐立然,王志英,金路,等.温养化痰方治疗60例支气管哮喘慢性持续期患者的临床观察.中华中医药杂志,2011,26(4):868-969
S291	王洋.自拟止咳平喘汤联合西药治疗支气管哮喘持续期55例.实用中医内科杂志,2012,26(10):21,23
S292	王立君.过敏煎加味方治疗过敏性支气管哮喘20例.江西中医药,2008,39(11):21-24
S293	王宏长,吴银根,唐斌擎,等.温阳补肾填精膏方治疗支气管哮喘的临床观察.上海中医药杂志,2008,42(11):28-29
S294	田爱荣.加味小青龙汤治疗慢性哮喘46例临床观察.中原医刊,2003,30(18):11-12
S295	罗凤鸣,何成奇,杜建,等.加味肾气丸对支气管哮喘气道炎症抑制作用的临床研究.中国中医药信息杂志,2001,8(8):20-21
S296	刘小虹,廖慧丽,梁直英.喘可治注射液治疗哮喘的临床观察.中药新药与临床药理,2002,13(3):146-147
S297	刘小虹,廖慧丽.补肾祛邪法治疗哮喘的临床研究.中医药学刊,2002,20(5):697
S298	李经杭.定喘汤加减治疗支气管哮喘78例.长春中医药大学学报,2010,26(2):222
S299	杜丽娟,李风森.定喘汤加味对支气管哮喘患者肺功能影响的研究.新疆中医药,2009(5):6-7
S300	单要军,薛松,李连.咳喘合剂治疗哮喘108例.中医药学刊,2004,22(11):2148
S301	崔静.自拟红景五子定喘汤治疗支气管哮喘60例.四川中医,2012,30(11):98-99
S302	曹祥.四子定喘汤治疗难治性哮喘58例.中医药临床杂志,2012,24(9):842
S303	周淳.中西医结合治疗支气管哮喘60例临床分析.现代中西医结合杂志,2000(02):65-66
S304	张慧.调气平喘汤治疗支气管哮喘100例.中国中医药现代远程教育,2013(20):134-135

续表

编号	参 考 文 献
S305	云少敏.麻杏薏甘汤加味治疗支气管哮喘.河南中医,1999(04):13
S306	王雨雁,刘姝,贾维刚.自拟克喘煎治疗支气管哮喘36例.中医药信息,1999(01):31
S307	陈兰云,陈金广.寒哮乐口服液治疗寒哮105例疗效分析.临床医学,1997(07):19
S308	舒全政.中医治疗哮喘的临床疗效观察.大众健康:理论版,2012(10):120
S309	张诚.五味咳喘停辨证治疗慢性哮喘50例.中国中医药现代远程教育,2010(16):34-35
S310	张惠勇,梁知,田文英,等.健脾温肾法膏方治疗支气管哮喘65例.新中医,1996,28(10):42-43
S311	赵蓓,潘文超."祛风止痉化痰方"治疗支气管哮喘风痰哮证40例.江苏中医药,2010,42(10):51
S312	张清奇.化瘀定喘汤治疗顽固性哮喘46例临床观察.内蒙古中医药,2006,25(4):14-15
S313	张芬兰,姜海燕,魏婷.疏肝理肺法治疗支气管哮喘30例临床观察.长春中医学院学报,2002,18(3):13-14
S314	张波.参蛤散合射干麻黄汤加减治疗哮喘64例.陕西中医,2011,32(4):397-398
S315	袁天平.化痰平喘汤治疗支气管哮喘30例临床观察.中国中医药咨讯,2011,3(2):81
S316	于卫东,闫培清.川芎嗪对支气管哮喘的疗效观察.张家口医学院学报,1997,14(2):41-42
S317	严忠.麻龙汤治疗支气管哮喘68例疗效观察.浙江中医学院学报,1995,19(6):15
S318	吴健卫,赵丽芸,曾灵芝,等.温阳益气护卫汤预防哮喘发作的临床研究.中华中医药杂志,2005,20(7):434-436
S319	王立茹.三子养亲汤治疗支气管哮喘120例.四川中医,2012,30(4):84
S320	谭秀芳.中西药综合治疗缓解期支气管哮喘效果评价.医学创新研究,2008,5(12):101-102
S321	孙增涛,唐饴环,张素仙,等.杏贝定喘汤治疗支气管哮喘56例疗效分析.天津中医,1996,13(2):29-30
S322	苏彩凤,崔小平.平肝哮喘汤治疗支气管哮喘60例.陕西中医,2005,26(12):1271
S323	宋歌.参芪定喘汤治疗支气管哮喘32例.中国中医急症,2007,16(8):999

编号	参 考 文 献
S324	时以营.止哮汤治疗支气管哮喘36例.湖南中医杂志,2007,23(2):70,76
S325	牛军,王法栋.黄芪硫酸镁联合治疗支气管哮喘26例疗效观察.齐齐哈尔医学院学报,2002,23(4):416-417
S326	罗国蓉.麻杏石甘汤治疗支气管哮喘35例临床体会.按摩与康复医学,2012,3(29):184-185
S327	路聚更,姜志业.中药治疗激素依赖型支气管哮喘65例临床观察.河北中医,2005,27(5):343-344
S328	刘勇,蒋玉娟.射干麻黄汤加味结合西药治疗支气管哮喘疗效观察.内蒙古中医药,2013,32(18):3
S329	刘建秋,聂宏刚,赵丽芬,等.克喘素冲剂治疗支气管哮喘31例临床观察.中医药信息,1999,16(5):20
S330	林欣江,臧晓萍.中西医结合治疗支气管哮喘64例.中国现代药物应用,2009,3(2):90
S331	李寿庆.阳和汤辨治哮喘夏季发作的体会——附40例临床观察.内蒙古中医药,2007,26(3):15
S332	黎同明,刘小虹,孙志佳,等.定喘汤治疗热哮型哮喘31例.陕西中医,2005,26(4):293-294
S333	黄振达.小青龙汤加味治疗老年支气管哮喘临床观察.河北中医,2004,26(4):249
S334	黄建平.通宣理肺丸与酮替芬联用治疗支气管哮喘27例.中国中西医结合急救杂志,2013,20(4):251
S335	胡学芳,郎俊,喻少峰,等.经方治疗哮证发作期30例临床观察.四川中医,2008,26(8):76-77
S336	顾兴江,陈广娥.黄芪硫酸镁联合治疗支气管哮喘16例疗效观察.中国乡村医生,1998,14(12):17-18
S337	崔娣."平喘汤"配合治疗哮喘36例.江苏中医药,2008,40(11):68
S338	陈维初.调肝理肺汤治疗支气管哮喘38例疗效观察.湖南中医杂志,1997,13(5):12
S339	陈成,唐士诚,曲建强,等.哮喘宁合剂的制备与临床疗效观察.中药材,1994,17(6):48-49
S340	曹方会.祛风解痉法治疗支气管哮喘100例.实用中医药杂志,2010(4):230-231
S341	蔡娟,武丽华,韩月香.麻黄鱼腥草汤治疗支气管哮喘缓解期60例临床观察.山西中医学院学报,2003,4(3):12

编号	参 考 文 献
S342	张金磊,傅宏北,黄爱贞,等.中药治疗激素依赖型哮喘 121 例.中医杂志,2000(11):696
S343	曾庆华.14 例"支气管哮喘"中医药治疗的临床分析.江西医学院学报.1959(02):17-19
S344	余军,段天英.参蛤三七散治疗顽固性支气管哮喘.山西中医,1994(05):19-20
S345	严颖,徐志瑛.徐志瑛治疗支气管哮喘经验.浙江中医药大学学报,2013(05):522-523,526
S346	王巧文,范云鹤.中西结合治疗支气管哮喘 106 例分析.长治医学院学报,1996(04):386-387
S347	李忠敏.46 例自拟中药汤治疗顽固性哮喘临床观察.中国实用医药,2007(16):105
S348	冀文鹏,程书银.辨证治疗哮喘 45 例临床观察.中原医刊,1991(04):32-33
S349	李竹英,张纬,关永杰,等.定喘汤加减治疗支气管哮喘 60 例临床观察.中医药学报,1996(6):15
S350	李慧.温胆汤加减治疗支气管哮喘 56 例.河北中医,2002,24(5):365
S351	姜越,江柏华.江柏华教授治疗支气管哮喘经验.黑龙江中医药,2012,41(5):30-31
S352	于雪峰.郭振武中药干预支气管哮喘缓解期经验探析.辽宁中医杂志,2009(5):676-677
S353	常义.中药治疗支气管哮喘 96 例临床观察.中国社区医师·医学专业,2012,14(18):221
S354	成怡楠.平哮颗粒治疗支气管哮喘(风痰阻肺证)的临床研究,2012
S355	Park CS,Kim TB,Lee JY,et al.Effects of add-on therapy with NDC-052,an extract from Magnoliae Flos,in adult asthmatic patients receiving inhaled corticosteroids.Korean J Intern Med,2012,27(1):84-90
S356	Biernacki WP,M.D.Acupuncture in treatment of stable asthma.Resp Med,1998,92(9):1143-1145
S357	Chen RC,Xiong M,Chi J,et al.Curative effect of heat-sensitive moxibustion on chronic persistent asthma: a multicenter randomized controlled trial.Journal of traditional Chinese medicine.J Trad Chin Med,2014,33(5):584-591
S358	Choi JYJ,Kim HJ,Lee JI,et al.A randomized pilot study of acupuncture as an adjunct therapy in adult asthmatic patients.J Asthma,2010,47(7):774-780

编号	参 考 文 献
S359	Chu KA, Wu YC, Ting YM, et al. Acupuncture therapy results in immediate bronchodilating effect in asthma patients. Journal of the Chinese Medical Association：JCMA, 2007, 70(7):265-268
S360	Lai X. Observation on the curative effect of acupuncture on type I allergic diseases. J Tradit Chin Med, 1993, 13(4):243-248
S361	Lin CA, Pai HJ, Almeida FM, et al. Effects of acupuncture in spirometry and quality of life in mild and moderate asthma patients [Abstract]. American Thoracic Society International Conference, May 15-20, 2009, San Diego. 2012: A1285
S362	Medici TC, Grebski E, Wu J, et al. Acupuncture and bronchial asthma：a long-term randomized study of the effects of real versus sham acupuncture compared to controls in patients with bronchial asthma. J Altern Complement Med, 2002, 8(6):737-750
S363	Mitchell P, Wells JE. E. Acupuncture for chronic asthma：a controlled trial with six months follow-up. Am J Acupuncture, 1989, 17(1):5-13
S364	Najafizadeh K, Vosughian M, Rasaian N, et al. A randomized double blind placebo controlled trial on the short and long term effects of electro acupuncture on moderate to severe asthma. Euro Resp J, 2006, 28(Suppl 50):502s[E2897]
S365	Shapira MY, Berkman N, Ben-David G, et al. Short-term acupuncture therapy is of no benefit in patients with moderate persistent asthma. Chest, 2002, 121(5):1396-400
S366	Tandon MK, Soh PF, Wood AT. Acupuncture for bronchial asthma? A double-blind crossover study. MJA, 1991, 154(6):409-412
S367	Fu WB, Chen XH, Chen QX. Clinical observation of eye acupuncture in treating acute attack of asthma. J Acupunct Tuina Sci, 2005, 3(3):10-12
S368	Tong Q, Liang YP, Zheng ZT. Influence of acupoint application therapy on biochemical indexes of asthma patients in remission period. J Acupunct Tuina Sci, 2010, 8(3):184-188
S369	艾瑞东, 王雅娟. 隔姜灸联合针刺法治疗支气管哮喘缓解期 30 例临床观察. 河北中医, 2011, 33(5):742-743
S370	周一兰. 壮医药线点灸加氨茶碱治疗支气管哮喘 30 例临床观察. 广西中医药, 2012, 35(4):47-48
S371	章涵, 董丽华, 张静. 穴位贴敷治疗支气管哮喘 60 例临床观察. 江苏中医药, 2008, 40(11):80-81
S372	王莹. 四子散热敷肺俞穴治疗支气管哮喘的疗效评价. 光明中医, 2013, 28(8):1605-1606, 1624
S373	韩健, 张伟, 祝金旭, 等. 脐疗治疗支气管哮喘及对 T 细胞亚群和免疫因子 IL-4、INF-γ 的影响. 山东中医杂志, 2013, 32(9):647-649

编号	参 考 文 献
S374	张继波,陈常芳.穴位注射治疗支气管哮喘 62 例疗效观察.中华医学写作杂志,2002,9(6):465-466
S375	熊会海,李妍.冬病夏治穴位贴敷疗法治疗哮喘 96 例远期疗效观察.中国民间疗法,2012,20(3):14-15
S376	吴兆利,刘自力.培土生金法针灸治疗支气管哮喘 35 例观察.实用中医内科杂志,2007,21(2):4-5
S377	孙磊,李素云,庞波.喘息膏穴位敷贴治疗支气管哮喘的临床观察.实用中西医结合杂志,1998,11(6):495-496
S378	李洪,梁岩,罗增武.三伏天穴位贴敷防治支气管哮喘的临床观察.国际医药卫生导报,2006,12(14):107-108
S379	贾钧,周立云,林静.穴位针刺治疗缓解期支气管哮喘 48 例临床观察.河北中医,2013,35(10):1524-1525
S380	戴木森,张君宪.穴位注射康宁克通治疗 62 例哮喘疗效观察.福建医药杂志,1995,17(1):20-21
S381	陈生,高雪,叶小丹,等.穴位贴敷对支气管哮喘患者肺功能及 IL-5 的影响.中医药学报,2009,37(3):60-61
S382	于雯,房蒙恭,杨慎峭,等.火针对哮喘患者肺功能、IgE 的影响及机制探讨.四川中医,2004,22(12):9-11
S383	刘艳,杜芳.三伏天穴位贴敷法治疗支气管哮喘缓解期 48 例临床疗效.山西医药杂志,2012,41(6):623-624
S384	朱现民,陈煦.冬病夏治"华盖贴"治疗支气管哮喘 72 例临床观察.西部中医药,2012,25(3):75-77
S385	朱金凤,尤菊松,施品英,等.吴氏发泡膏穴位贴敷联合舒利迭吸入防治支气管哮喘临床观察.新中医,2011,43(7):108-110
S386	郑美凤,罗彩云,何芙蓉.补土通窍针法对变应性鼻炎-哮喘综合征患者肺功能的影响.福建中医药大学学报,2012,22(2):17-19
S387	张琦,杨质秀,牛风云.穴位贴敷治疗支气管哮喘临床观察.黑龙江中医药,2012,(2):38
S388	张淳珂,高海妮.穴位注射异丙嗪及针刺治疗支气管哮喘 30 例.山东中医杂志,2005,24(11):671-673
S389	喻晓,石克华,折哲,等.咳喘散穴位敷贴治疗支气管哮喘慢性持续期临床疗效观察.辽宁中医杂志,2012,39(5):876-878
S390	余启梅,辛建保.哮喘缓解期联用乌体林斯和黄芪注射液等穴位注射控制哮喘发作的临床观察.安徽医学,2003,24(2):30-32

编号	参 考 文 献
S391	姚红,童娟,张盘德,等.穴位贴敷治疗支气管哮喘:多中心随机对照研究.中国针灸,2009,29(8):609-612
S392	闫兆,周林福,,李香彭.穴位贴敷治疗支气管哮喘的临床研究.中医学报,2013,28(28):73-74
S393	翁惠,莫亚宁.益气平喘膏外敷治疗支气管哮喘缓解期35例总结.湖南中医杂志,2002,18(1):6-7
S394	王湘雨.穴位埋线对激素依赖性哮喘的临床疗效观察.中医临床研究,2011,3(17):24-26
S395	王祺.穴位注射喘可治治疗支气管哮喘31例临床观察.实用中医内科杂志,2010,24(5):102-103
S396	王丽新,石克华,倪伟,等.止哮散透皮给药治疗支气管哮喘临床疗效观察.上海中医药杂志,2007,41(8):19-21
S397	王海龙,宋永红.三伏天灸治支气管哮喘疗效观察及机制探讨.中医药临床杂志,2013,25(1):22-24
S398	仝斌.穴位注射治疗支气管哮喘临床观察.中国中医急症,2007,16(6):656-670
S399	孙冬梅,杨进荣,刘坛树,等.温和灸三俞穴结合针刺治疗支气管哮喘临床研究.新中医,2012,44(5):102-103
S400	宋南昌,何金保,徐涵斌,等.热敏灸与舒利迭治疗支气管哮喘慢性持续期的比较研究.中国针灸,2012,32(7):593-596
S401	沈素娥,汪建飞,苏静.穴位埋线联合舒利迭治疗支气管哮喘的疗效.临床肺科杂志,2013,18(4):602-604
S402	沈丽华.何氏经方穴位敷贴法治疗成人反复发作性哮喘的临床研究.中国医药指南,2012,10(15):264-266
S403	欧阳八四,高洁,孙钢,等.热敏灸对慢性持续期支气管哮喘患者肺功能和生存质量的影响:随机对照研究.中国针灸,2011,31(11):965-970
S404	罗胜,李俊雄,凌孟晖.耳穴压贴治疗哮喘慢性持续期的临床疗效观察.中医临床研究,2013,5(7):43-45
S405	刘智斌,牛文民.头皮发际区微针法治疗支气管哮喘28例.现代中医药,2008,28(5):69-70
S406	刘淹清."冬病夏治"支气管哮喘30例临床观察.中国医药指南,2012,10(34):604-605
S407	廖光荣,熊广.针灸加穴位注射鹿茸精治疗支气管哮喘效果观察.护理学杂志,2004,19(15):29-30

续表

编号	参考文献
S408	梁超,张唐法,杨坤.腧穴热敏灸与西药治疗慢性持续期支气管哮喘疗效对照观察.中国针灸,2010,30(11):886-890
S409	李巍,谭洛,苗林艳,等.电针肺俞穴对支气管哮喘患者(急性发作期)临床症状与肺功能的影响.针灸临床杂志,2010,26(01):4-8
S410	李蓉,刘耀,彭晓虹,等.灼灸对支气管哮喘慢性持续期临床疗效及 IgE 的影响研究.现代临床医学,2012,38(2):100-102
S411	李芳.三伏贴治疗支气管哮喘的疗效观察.当代护士,2013:84-85
S412	郭玉琴,杨洁.微刨穴位埋线疗法预防哮喘缓解期发作的临床研究.中国现代医生,2010,8(27):44-45
S413	干丽萍,涂长英.穴位按摩与 β_2-受体激动剂治疗支气管哮喘的疗效.实用临床医学,2013,14(1):10-11
S414	陈玉,美娜·斯拉木江,布爱洁尔·阿不来提.中药穴位敷贴治疗支气管哮喘 17 例.河南中医,2011,31(8):895-896
S415	陈铭,卢希玲,郑偶然,等.三伏灸疗效与 ET、IgE 及肺功能关系的临床研究.中医研究,2005,18(2):44-46
S416	陈红,刘陈.三九贴敷疗法治疗支气管哮喘 120 例观察.内蒙古中医药,2011:35-36
S417	陈国胜,李少芳,陈悦珍,等.三伏贴治疗哮病 60 例临床观察探讨.中国实用医药,2013,8(19):246-248
S418	常佳婧."喘敷贴"三伏穴位贴敷预防冷哮证的临床研究.中西医结合研究,2013,5(1):5-8
S419	才江平,冯燕,曲娜,等.复方沙丁胺醇、联合咳喘磁疗贴治疗支气管哮喘的临床研究(附 80 例病例).中国民族民间医药,2010:145-146
S420	鲍鑫宇,周庆伟,钱航.督灸联合西医常规治疗肺肾气虚型缓解期哮喘 30 例.中医研究,2013,26(7):66-68
S421	周宏奎,缪介玲,张尧铭,等.康宁克通穴位注射治疗支气管哮喘疗效评价.中西医结合临床杂志,1993,3(3):11,33
S422	袁乃荣,康静.定喘膏穴位敷贴对哮喘的疗效及对白细胞介素一6 的调节作用.山西医药杂志,2012,41(3):252-254
S423	孙文善,王余民,赵晓冬,等.微创埋线治疗缓解期支气管哮喘 30 例.上海针灸杂志,2013,32(7):614
S424	刘景洋,张春,韦晓婷,等.背腧穴注射式埋线治疗支气管哮喘缓解期的疗效观察.大家健康,2013,7(6):112-113

编号	参 考 文 献
S425	段天荀.穴位埋线治疗支气管哮喘 50 例观察.实用中医药杂志,2004,20(1):677
S426	姚亮,杨佩兰,宋文宝.穴位埋线对支气管哮喘慢性持续期患者的疗效观察.上海医药,2011,32(3):137-140
S427	杨坤.腧穴热敏化艾灸治疗慢性持续期支气管哮喘的临床研究.武汉:湖北中医药大学,2010
S428	杨进荣.针刺结合温和灸三俞穴治疗支气管哮喘 56 例临床研究.广州:广州中医药大学,2006
S429	雷建华,刘金阁.自血穴位注射治疗支气管哮喘的临床观察.河北中医,2008,30(4):367-368
S430	付钰,张昶,王宝凯,等.针刺从肺肠论治对支气管哮喘患者中医症状的影响.北京中医药大学学报,2013,36(4):272-276
S431	张梦,洪嘉婧,洪杰,等.降气平喘针法治疗哮喘随机对照临床研究.长春中医药大学学报,2012,28(4):603-604
S432	薛桓田,薛萍,徐修臻.穴位注射"康宁克通-A"治疗"哮喘"临床疗效观察.中华综合临床医学杂志(北京),2006,8(2):35-37
S433	谭程,张昶,高丹,等.从肺肠论治针刺对支气管哮喘患者生命质量的影响.中国针灸,2012,32(8):673-677
S434	梁超,黄国付,杨坤,等.腧穴热敏灸对慢性持续期哮喘肺功能近远期影响.中国康复,2010,25(4):275-276
S435	李影捷,惠萍,宋天云,等.穴位注射治疗支气管哮喘的临床观察.湖南中医药大学学报,2013,33(6):72-74
S436	闫红倩.综合外治法调节哮喘患者 Th1/Th2 细胞平衡的临床研究.石家庄:河北医科大学,2012
S437	杨美艳,何良文,罗华泰,等.自拟化痰定喘散热敷佐治支气管哮喘 75 例临床观察.疑难病杂志,2009,8(3):162-163
S438	谭慧淇.补骨脂注射液对支气管哮喘平喘作用的动物实验和临床观察.广东医学,1984(11):29-31.
S439	宁利群,徐月英,徐放,等.中药季节穴位贴敷防治支气管哮喘的机理研究.实用中医内科杂志,2011,25(3):33-36.
S440	罗明,张惠,翁惠.三伏天穴位敷贴法治疗支气管哮喘缓解期 60 例临床观察.云南中医中药杂志,2007,28(12):26-27.
S441	吴洪皓,龚享文,罗小林.天灸疗法治疗支气管哮喘 100 例观察.实用中医药杂志,2010,26(8):566-567

成人哮喘

续表

编号	参考文献
S442	王微.温肺化饮散经肺腧靶向给药对支气管哮喘（寒哮证）肺功能及生化指标影响的临床研究.新中医,2005,37(12):26-27
S443	赵吉平,崔红生.温和灸治疗支气管哮喘缓解期36例疗效观察.中国民间疗法,2002,10(4):21
S444	张训浩,陈伟.三伏灸防治支气管哮喘120例.江西中医药,2013(8):48-49.
S445	张文义.平行针药线介入治疗支气管哮喘100例.中医外治杂志,2007,16(1):38-39
S446	张静,章涵,赵玉霞.三伏艾灸预防支气管哮喘发作63例临床研究.江苏中医药,2009,41(3):53-54
S447	张红梅,宋俊娥.中西医结合治疗支气管哮喘56例的临床护理.中国民间疗法,2008,16(11):41
S448	虞金龙.穴位敷贴预防支气管哮喘的临床观察.上海针灸杂志,2007,26(6):26
S449	殷莉波.消喘膏穴位敷贴防治支气管哮喘52例.山东中医杂志,2009,28(3):174
S450	叶虹.针灸治疗哮喘30例临床观察.新疆中医药,2003,21(2):27
S451	王玮.防喘膏穴位贴敷预防支气管哮喘发作疗效观察.河南中医,2004,24(12):58
S452	王美蓉."冬病夏治"治疗支气管哮喘52例临床观察.健康大视野,2012(10):1215-1216
S453	孔肖华,黄莉蓉.穴位药物贴敷治疗支气管哮喘84例疗效研究.中国社区医师·医学专业,2012,14(31):188
S454	胡桂兴,夏鑫华,陈美珠.三伏天天灸疗法治疗支气管哮喘疗效观察及护理.中国中医急症,2010(2):338-339
S455	洪旭初,王素花,徐顺贵.三伏贴治疗支气管哮喘的疗效评价与机制探讨.福建中医学院学报,2009,19(6):48-50
S456	崔蕊,刘贵颖.三伏贴治疗支气管哮喘的临床观察.湖北中医杂志,2011,33(2):42
S457	丛天竹.针刺为主治疗支气管哮喘30例疗效观察.航空航天医药,2010(6):1059
S458	陈秋霞.中西医结合治疗支气管哮喘发作的疗效观察.中国医药指南,2013,11(15):285-286
S459	安茂国.虚寒性哮喘腧穴艾炷灸治疗效果的临床观察.中国医药指南,2011,9(31):377-378

编号	参 考 文 献
S460	周道慧,杨士玉.化脓灸治疗支气管哮喘 106 例疗效观察.针刺研究,1992,17(4):239-240
S461	汪世全.中西医结合治疗顽固性哮喘 38 例.安徽医学,1998(04):80
S462	葛通远,阎奕莹,张桂珠.激光治疗支气管哮喘中免疫效应的探讨.哈尔滨医药,1982(03):133-135
S463	葛通远,闫奕莹,张桂林.激光治疗支气管哮喘中免疫效应的探讨.激光,1980(10):57
S464	冯玉青.顽固性支气管哮喘穴位埋线治验.中原医刊,1996(06):38-39
S465	方针.五穴灸治疗支气管哮喘.云南中医杂志,1991(05):29
S466	徐君逸,陈晓勤,陈利清,等.阳虚哮喘敷贴方冬病夏治穴位敷贴治疗支气管哮喘疗效观察.临床合理用药杂志,2013,6(4):87
S467	马战平,王向阳,李耀辉.痰饮膏外贴冬病夏治缓解期支气管哮喘患者疗效观察.陕西中医,2013(12):1581-1582
S468	周玉洁,许占毅,李国信,等.伏九贴敷疗法治疗支气管哮喘疗效观察.实用中医内科杂志,2010(5):封 3
S469	张琳,赵晓晨,靳聪妮.埋线疗法治疗支气管哮喘 246 例临床观察.山西中医学院学报,2007,8(4):32-33
S470	臧晓鹭.穴位敷贴用于老年支气管哮喘 72 例疗效观察及护理.齐鲁护理杂志·上旬刊,2011,17(4):72-73
S471	徐凯.涌泉穴贴敷治疗哮病(肺肾气虚型与肺脾气虚型)疗效观察.实用中医内科杂志,2010(6):37-38
S472	马淑骅,陈日新.支气管哮喘(缓解期)患者背部热敏腧穴分布的临床研究.江西中医药,2011,42(1):30-32
S473	刘少毅,黄春晖,郭文贵,等.三伏灸治疗支气管哮喘血浆中分子含量变化的临床观察.福建中医学院学报,1996,6(1):21-24
S474	刘敏.穴位注射治疗支气管哮喘 30 例临床观察.中国针灸,1997,17(1):19-20
S475	刘龙群,徐丽华,戴嘉.中药穴位敷贴治疗支气管哮喘的疗效观察.中国中医急症.2012,21(10):1573,1579
S476	刘景洋,张春,韦晓婷,等.背腧穴注射式埋线治疗缓解期支气管哮喘临床观察.中医学报,2013,28(9):1278-1279
S477	李延红,宋卫东,鞠琰莉,等.天灸对哮喘患者肺功能影响的研究.医学新知杂志,2009(2):101-102
S478	黄继升,谢小强.三伏天麝香酊点穴后敷药治疗支气管哮喘 110 例.针灸临床杂志,2010(10):13-13

续表

编号	参考文献
S479	侯小藏,王淑华.斯奇康穴位注射治疗哮喘 58 例.四川中医,2002,20(8):79
S480	王永兴,应延风,郭耿仁.曲安缩松穴位注射对哮喘患者肺功能改善作用.现代中西医结合杂志,2001(02):95-96
S481	陈瑞庆.穴位埋珍珠治疗支气管哮喘 23 例.广西中医药,1996(05):33-34
S482	Batra YKC,P. Singh,H. Acupuncture in corticosteroid-dependent asthmatics. Am J Acupunct,1986,14(3):261-264
S483	Chu KA,Wu YC,Lin MH,et al. Acupuncture resulting in immediate bronchodilating response in asthma patients. J Chin Med Assoc,2005,68(12):591-594
S484	Hu J. Clinical observation on 25 cases of hormone dependent bronchial asthma treated by acupuncture. J Tradit Chin Med,1998,18(1):27-30
S485	Sovijärvi AR,Poppius H. Acute bronchodilating effect of transcutaneous nerve stimulation in asthma. A peripheral reflex or psychogenic response. Scand J Respir Dis,1977,58(3):164-169
S486	Tai CJ,Chien LY. The treatment of allergies using Sanfujiu：A method of applying Chinese herbal medicine paste to acupoints on three peak summer days. Am J Chin Med,2004,32(6):967-976
S487	Qi CJ. Clinical observation on acupoint application in the hottest summer days for asthmatic diseases. J Acupunct Tuina Sci,2010,8(3):189-190
S488	陈国廉,肖国民.脏腑背俞排罐疗法治疗缓解期支气管哮喘的临床研究.卫生职业教育,2013,31(15):156-157,158
S489	梗立梅,于向艳.刺络拔罐治疗慢性持续期支气管哮喘的作用机制研究.中国全科医学,2011,14(3A):801-803
S490	容斌,刘煜坤.推拿治疗支气管哮喘 35 例.陕西中医,2005;26(12):1364-1365
S491	付强,苏传明,杨永明,等.内科推拿在治疗哮喘各期中的临床应用.按摩与康复医学,2012,3(32):72-73
S492	冯军,唐强,陆岩.于致顺教授应用刺络拔罐法临床治验举隅.针灸临床杂志,1995(02):3
S493	Quan-ren W,Chao-she W,Xiao-juan W. Medication with bricanyl supplemented by cupping in the treatment of 50 cases of asthma. Int J Clin Acupuncture,1995,6(4):427-429
S494	Reuther I,Aldridge D. Qigong Yangsheng as a complementary therapy in the management of asthma：a single-case appraisal. J Alt Comp Med,1998,4(2):173-183
S495	Fan YL. Clinical observation on scraping the Bladder Meridian for prevention and treatment of bronchial asthma. J Acupunct Tuina Sci,2009,7(5):278-279

编号	参 考 文 献
S496	石焱.三伏天中药液擦背治疗支气管哮喘 64 例临床观察.浙江中医杂志,2010,45(12):890
S497	马进,于雪峰,崔英海,等.温肺平喘颗粒联合固本温肺贴膏治疗支气管哮喘临床观察.中国中医药信息杂志,2012,19(10):69-70
S498	黄杜宁.中西医结合治疗支气管哮喘疗效观察.实用中医药杂志,2014,30(4):285,286
S499	刘素香,代爱芹.咳喘固本胶囊合黄芪注射液穴位注射治疗支气管哮喘缓解期 34 例临床观察,新中医.2008,40(5):29-30
S500	白明.中西医结合治疗支气管哮喘 43 例.河南中医,2013,33(11):1988-1989
S501	刘鸿.穴位贴敷配合扶正平喘汤对过敏性哮喘外周血 ET-1、TXB2 及肺功能的影响.中医药导报,2013,19(2):71,72
S502	田明勇.中医治疗支气管哮喘 36 例诊治分析.世界最新医学信息文摘,2013,13(12):254,256
S503	闫红倩.综合外治法调节哮喘患者 Th1/Th2 细胞平衡的临床研究.石家庄:河北医科大学,2012

附录 2 本书常用术语

专著术语	缩略词	定义	参考
95%可信区间	95% CI	估计统计分析主要结果的不确定性。对未知数进行估计,例如优势比以点估计值及其可信区间的形式比较试验干预效应与对照干预效应。这意味着如果在其他来自同一总体的样本中研究被重复多次,每次重复都计算一个 95%可信区间,则 95%的这些可信区间将包含真实效应。除了 95%,有时为 90%或 99%。可信区间越窄越精确	http://handbook.cochrane.org/
穴位按压	-	给穴位施加压力	-
针刺	-	将针刺入人或动物体内,以此为治疗目的或方法	2007 年世界卫生组织西太平洋地区中医术语国际标准

专著术语	缩略词	定义	参考
穴位注射	-	将药物注入穴位的一种中西医结合治疗方法	2007 年世界卫生组织西太平洋地区中医术语国际标准
联合补充医学数据库	AMED	联合补充医学数据库	https://www.ebscohost.com/academic/AMED-The-Allied-and-Complementary-Medicine-Database
美国胸科医师学会	ATS	一个非营利性组织，通过教育、交流和研究提升胸科疾病的预防、诊断和治疗	http://www.thoracic.org/
哮喘控制测试问卷	ACT	患者可用于自我评估哮喘控制程度的问卷，共包含 5 个项目，可评估过去 4 周症状和肺功能情况	Nathan RA, Sorkness CA, Kosinski M, et al. Development of the asthma control test: A survey for assessing asthma control. J Allergy Clin Immunol, 2004 (113): 59-65
哮喘生存质量问卷	AQLQ	一个评估哮喘对患者身心健康影响的工具，共包含32个项目，可用于评估近 2 周的状态	Juniper EF, Guyatt GH, Willan A, et al. Determining a minimal important change in a disease-specific quality of life questionnaire. J Clin Epidemiol, 1994, 47(1): 81-87
澳大利亚新西兰临床试验注册中心	ANZCTR	临床试验注册平台	http://www.anzctr.org.au/
埋线	-	将羊肠线埋入穴位	-
中国知网	CNKI	中文文献数据库	www.cnki.net
中国生物医学文献数据库	CBM	中文文献数据库	https://cbmwww.imicams.ac.cn
临床试验注册平台	ChiCTR	中国临床试验注册中心	http://www.chictr.org
中药	CHM	中药	-
中医	CM	-	-
维普中文期刊服务平台	CQVIP	中文文献数据库	www.cqvip.com
Clinical Trials.gov	-	临床文献数据库试验注册	https://clinicaltrials.gov/
Cochrane 对照试验中心注册库	CENTRAL	提供大量随机对照试验报告的文献数据库	http://community.cochrane.org/editorial-and-publishing-policy-resource/cochrane-central-register-controlled-trials-central

续表

专著术语	缩略词	定义	参考
中医综合疗法	–	两种或多种中医疗法如中药、针灸或其他疗法的联合使用	–
护理与联合卫生文献累计索引	CINAHL	英文文献数据库	https://www.ebscohost.com/nursing/about
拔罐	–	将真空罐吸附于病患处或经穴处的体表,以治疗疾病的方法	2007 年世界卫生组织西太平洋地区中医术语国际标准
有效率	–	衡量受试者改善程度的数值,通常在临床证据的概述部分列出	–
电针	–	在刺入体内的针上加电,给予间断的刺激	2007 年世界卫生组织西太平洋地区中医术语国际标准
欧洲临床试验注册中心	EU-CTR	临床试验注册平台	https://www.clinicaltrialsregister.eu
荷兰《医学文摘》	Embase	英文文献数据库	http://www.elsevier.com/solutions/embase
第一秒用力呼气容积	FEV_1	第一秒用力呼气容积,通常以升或百分比表示	莫比医疗护理和综合健康字典
用力肺活量	FVC	用力呼气所呼出的最大气量	莫比医疗护理和综合健康字典
第一秒用力呼气容积与用力肺活量的比值	$FEV_1/$FVC	肺功能检测的术语,即 FEV_1 和 FVC 的比值。该比值用于诊断限制、阻塞和混合性的肺病	莫比医疗护理和综合健康字典
全球哮喘防治创议	GINA	1993 年开始由世界卫生组织,美国国立卫生研究所,国家心肺血液协会联合提出的指导性的哮喘防治创议,通过经循证医学验证的哮喘管理和设立世界哮喘日,提高全世界哮喘患者的生存质量。每年专家组均会对 GINA 内容进行更新	http://www.ginasthma.org/
证据推荐分级的评价、制定与评估	GRADE	评价证据质量等级和推荐强度的方法	http://www.gradeworkinggroup.org/
健康相关生存质量	HRQOL	指疾病对患者健康状态和/或生存质量的影响,是医疗常用的一种概念或评价方法	莫比医疗护理和综合健康字典

续表

专著术语	缩略词	定义	参考
异质性	–	1. 一般用以描述研究的受试者、干预措施和结局指标变异的多样性或研究间任何种类的变异。2. 特别用于描述不同研究所评估的干预效应的多样性。也用于表明研究间的差异仅由随机误差所致	http://handbook.cochrane.org/
同质性	–	1. 一般用以描述所研究的受试者、干预措施和结局指标变异的一致性。2. 特别用于描述不同研究所评估的干预效应的多样性。也用于表明研究间的差异非随机误差所致	http://handbook.cochrane.org/
I^2	–	一种衡量研究异质性的方法,在 Meta 分析中以方差百分比表示	http://handbook.cochrane.org/
吸入性糖皮质激素	ICS	激素通过吸入装置,进入呼吸道和肺部以治疗疾病	–
中西医结合疗法	IM	中药结合西药或者其他常规疗法治疗疾病	–
静脉注射	IV	通过静脉注射给药	–
长效 β_2 受体激动剂	LABA	作用于 β_2 肾上腺素能受体,使支气管平滑肌舒张的一类药物,作用时间可持续大概 12 小时	–
均差	MD	Meta 分析中,在每组均数、标准差和样本量已知的情况下,用来合并连续性数据测量结果的一种方法。根据效果估计的精确度决定赋予每个研究均差的权重(例如每一个研究对 Meta 分析的总体结果带来多少影响)。在统计软件 Revman 和 Cochrane 系统评价数据库中,权重等于方差的倒数。此方法假定所有临床试验的结果用的是同样的标尺	–
Meta 分析	–	在一个系统评价中,应用统计学方法对所有相关研究进行整合。有时被误用为系统评价的同义词。系统评价通常包括 Meta 分析	–

专著术语	缩略词	定义	参考
艾灸	–	用点燃的艾绒物熏烤人体的穴位或一定部位,通过调节经络和脏腑功能来治疗疾病的一种方法	2007年世界卫生组织西太平洋地区中医术语国际标准
无对照研究	–	对个体接受干预措施前后的观察,无对照组	http://handbook.cochrane.org/
非随机对照试验	CCT	用非随机的方法将受试者分配到不同干预组的试验研究	http://handbook.cochrane.org/
其他中医疗法	–	其他中医疗法包括除中药和针灸疗法外的所有中医传统疗法,如太极、气功、推拿和拔罐等	–
呼气峰值流量	PEF	是指用力呼气时的最高气体流量,是反映气道通畅性及呼吸肌肉力量的一个重要指标	中华医学会呼吸病学分会肺功能专业组.肺功能检查指南(第二部分)——肺量计检查
穴位贴敷	–	在一定的穴位上贴敷药物,通过药物和穴位的共同作用以治疗疾病的一种外治法	–
PubMed	PubMed	英文文献数据库	http://www.ncbi.nlm.nih.gov/pubmed
气功	–	一种中国传统的养生保健方法,包括呼吸、身体活动和意识的调整	–
随机对照试验	RCT	用随机的方法将受试者分配到不同干预组的试验研究	–
偏倚风险	–	因为研究的设计和报告存在偏倚,在评价时对临床试验结果的评价高于或低于真实值	http://handbook.cochrane.org/
相对危险度	RR	两组之间的相对危险度。在干预性研究中,它是试验组某事件的发生率与对照组某事件的发生率之比。当 $RR=1$ 时,表示两组之间的发生率相同。当 $RR<1$ 时表示干预措施可以减少某事件的发生率	http://handbook.cochrane.org/
短效 β_2 受体激动剂	SABA	作用于 β_2 肾上腺素能受体,使支气管平滑肌舒张的一类药物,作用时间可持续4-6小时	–
结果总结	SoF	呈现GRADE证据质量评价结果的方式	http://www.gradeworkinggroup.org/

续表

专著术语	缩略词	定义	参考
太极拳	-	一种配合呼吸调节的中国传统拳术	-
经皮神经电刺激	TENS	用经皮的电流通过导电垫刺激穴位	-
推拿	-	擦、揉捏或拍打软组织和用手揉捏身体关节部位。通常是一对一地进行，可缓解紧张和减轻疼痛	2007 年世界卫生组织西太平洋地区中医术语国际标准
肿瘤坏死因子 α	TNF-α	一种细胞因子，能杀伤和抑制肿瘤细胞，并激活其他白细胞，可引发代谢反应，包括炎症应答，发热，消瘦以致恶液质	莫比医疗护理和综合健康字典
万方数据库	Wanfang	中文文献数据库	www.wanfangdata.com
世界卫生组织	WHO	是联合国下属的一个专门机构，指导和协调国际卫生工作。它负责领导全球卫生事务，拟定健康研究议程，制定规范和标准，阐明以证据为基础的政策方案，向各国提供技术支持，以及监测和评估卫生趋势	http://www.who.int/about/en/
中华医典	ZHYD	《中华医典》(中医百科全书)是一套光盘版大型中医电子丛书，包含了大量的中医古籍，由湖南电子音像出版社发行。它是迄今为止最大的中医电子图书集，包括中国历代主要中医著作，其中不乏罕见抄本和孤本。这些书籍涵盖了新中国成立前的历代主要中医著作(1911—1948)	裘沛然.中华医典［中医电子丛书].4th ed.长沙：湖南电子音像出版社,2000
中医方剂大辞典	ZYFJD-CD	《中医方剂大辞典》是一部方剂学大型工具书，通过对历代中医药著作中的方剂进行整理、研究、编纂而成，共收录了 96 592 首方剂。由人民卫生出版社于 1995 年首次发行	彭怀仁.中医方剂大辞典.南京：人民卫生出版社,1995

58检